LOUIS MENEREUL

1866-1894

I

SUR LA

DIARRHÉE CHRONIQUE DES ALIÉNÉS

(Entérite tuberculeuse)

THÈSE INAUGURALE

1894

II

NOTE SUR UNE ÉPIDÉMIE DE CHOLÉRA

A L'ASILE DES ALIÉNÉS DE QUIMPER

Étude bactériologique

1892

III

GANGRÈNE GAZEUSE PRODUITE PAR LE VIBRION SEPTIQUE

1894

AVEC UNE NOTICE BIOGRAPHIQUE

PARIS

IMPRIMERIE NOIZETTE ET Cie

8, RUE CAMPAGNE-PREMIÈRE, 8

1895

LOUIS MENEREUL

1866-1894

I

SUR LA

DIARRHÉE CHRONIQUE DES ALIÉNÉS

(Entérite tuberculeuse)

THÈSE INAUGURALE

1894

II

NOTE SUR UNE ÉPIDÉMIE DE CHOLÉRA

A L'ASILE DES ALIÉNÉS DE QUIMPER

Étude bactériologique

1892

III

GANGRÈNE GAZEUSE PRODUITE PAR LE VIBRION SEPTIQUE

1894

AVEC UNE NOTICE BIOGRAPHIQUE

PARIS

IMPRIMERIE NOIZETTE ET Cie

8, RUE CAMPAGNE-PREMIÈRE, 8

1895

NOTICE BIOGRAPHIQUE

Louis-François Menereul, né à Morlaix le 26 décembre 1866, a été enlevé, à l'âge de 28 ans, par une cruelle maladie, à l'affection de ses parents et de ses amis, le 28 juillet 1894.

Cette courte vie, courageusement remplie par le travail et le dévouement, brusquement tranchée au début d'une carrière pleine d'espérances, mérite d'être ici retracée.

Au collège de Morlaix, dans de brillantes études, Menereul avait su gagner l'affection de tous, maîtres et camarades, par ses belles qualités de cœur et d'esprit. « Il était adoré de tout le monde ici, » nous écrit-on ; et ce simple témoignage, demeuré vrai après vingt ans, est le plus éloquent des éloges. Dès le collège, on pouvait prévoir quel homme serait cet enfant si bien doué.

En 1886, en moins de six mois, Menereul obtient, devant la Faculté de Rennes, le double diplôme de bachelier ès lettres et de bachelier ès sciences ; et aussitôt il commence ses études de médecine. Sa première inscription est prise à la Faculté de Paris en novembre 1886.

Mais, dès le début, l'étudiant est aux prises avec les plus dures difficultés de la vie. La perte d'un père, soutien de la famille, les revers de fortune, ne lui permettent plus de se livrer librement aux études qu'il aime. Il lui faut, en même temps, assurer son existence, et diminuer les sacrifices que s'impose sa famille pour cette longue éducation médicale.

Il songe d'abord à la médecine navale : mais, devant les difficultés créées par la loi militaire, il est forcé de renoncer à ce projet, et se dirige vers le service de santé de l'armée.

En 1889, à la suite d'un concours pour l'École de Lyon, sa santé subit une première et sérieuse atteinte. Menereul se désole un instant. Va-t-il falloir renoncer à la carrière de son choix, trop pénible pour lui, trop lourde pour les siens? Mais la santé revient vite, et ramène le courage. En juin 1890, Menereul obtient, au concours, la place d'Interne à l'Asile des aliénés de Quimper. Assuré dans ces modestes fonctions, moins loin des siens, il va pouvoir poursuivre ses études médicales.

En juillet 1891, le typhus éclate à l'île Tudy. Menereul se met aussitôt à la disposition des envoyés du Conseil d'hygiène, venus pour étudier et combattre l'épidémie. Dans cette œuvre de science et de dévouement, il se fait vite remarquer. M. le Dr Thoinot, chef de la mission, apprécie hautement les services rendus par son jeune collaborateur. Le concours actif et intelligent prêté par Menereul dans ces circonstances, attire sur lui et sur sa famille l'attention bienveillante de l'administration.

L'étude de cette épidémie, scientifiquement poursuivie, la fréquentation de savants distingués, éveillent chez Menereul le goût des recherches bactériologiques.

Aussitôt, avec les conseils du Dr Calmette, avec le concours bienveillant du Dr Homery, directeur de l'Asile Saint-Athanase, il installe, à l'asile même, un petit laboratoire d'histo-bactériologie. Il y collabore, avec le Dr Calmette, à des recherches sur les micro-organismes du typhus; et là se noue, entre le maître et l'élève, une intimité profonde, basée sur la mutuelle estime.

A la fin de 1891, Menereul accepte, sur la proposition du Dr Thoinot, la place de préparateur au Laboratoire de M. le Pr Guyon. Heureux de revenir à Paris, dans un milieu où il pourra se livrer tout entier aux études qui l'attirent, il obtient un congé de son chef de service, et entre au Laboratoire de la clinique de Necker. C'est là que nous l'avons connu, et bien vite, estimé et aimé.

Après quelques semaines de travail en commun, Menereul avait, autour de lui, gagné toutes les sympathies. Modeste, infatigable, il avait ce rare talent de savoir donner, gracieusement, son aide à tous. Bientôt, c'est sur lui que repose toute la lourde besogne des analyses du Laboratoire; nul n'y apporta jamais une plus patiente conscience, un don d'observation plus sagace.

La régularité, l'ordre, la méthode dans le travail, faisaient de Menereul un collaborateur rare et précieux. Il valait plus encore, et son mérite était bien au-dessus de ses modestes fonctions.

Dès son entrée au Laboratoire, nous fûmes frappés par l'étendue, la solidité de ses connaissances en anatomie pathologique et en bactériologie. Théorie et technique, il s'était assimilé tout cela, et savait s'en servir, dans un véritable esprit scientifique.

Que de fois nous avons usé des ressources de cette belle intelligence ! Une recherche ardue, un travail mal engagé : il suffit d'appeler Menereul à l'aide. Bientôt son ingéniosité expérimentale a mis l'ouvrage en bonne voie ; sa ténacité a obtenu le résultat cherché.

De telles qualités, quand elles sont le fruit d'études régulièrement dirigées, dans un milieu scientifique, avec les conseils des maîtres, les ressources des laboratoires et des bibliothèques, sont estimables déjà, et rares. Menereul les avait acquises seul, presque sans aide, malgré les difficultés matérielles, par un puissant effort de volonté.

Une telle énergie, au service d'une intelligence d'élite, présageait un bel avenir.

Chez Menereul, les qualités morales étaient à la hauteur de l'esprit. Une simplicité charmante, une exquise délicatesse, une absolue loyauté, un dévouement sans bornes faisaient de lui l'homme le plus sympathique. Il était vite devenu pour nous un ami cher.

Et si je ne craignais de toucher ici à des souvenirs trop intimes, à une douleur toujours récente, je pourrais dire ce qu'il fut pour les siens, quel fils excellent, quel tendre frère.

A la fin de l'été de 1892, après huit mois d'un travail assidu au Laboratoire, la santé de Menereul s'altère : le repos est nécessaire. Il fallut toutes les instances, toute l'autorité du Maître pour décider notre ami à interrompre ses travaux et à quitter Paris. Ce fut pour lui et pour nous une bien douloureuse séparation.

Quelques semaines de repos, les soins de la famille et l'air natal lui ont bientôt rendu des forces. A peine rétabli, Menereul reprend ses fonctions d'interne à l'asile de Quimper où il retrouve le petit laboratoire qui est son œuvre. Il réunit alors les matériaux définitifs de sa Thèse sur « l'Entérite chronique des aliénés, » travail qui témoigne d'un remarquable talent d'observation et d'un esprit de généralisation très judicieux.

En octobre 1892, éclate à l'asile Saint-Athanase une épidémie de choléra. C'est pour Menereul l'occasion de nouvelles recherches. L'étude bactériologique de quatre cas, l'amène à d'intéressantes conclusions appuyées par l'expérimentation sur les animaux. Les travaux ultérieurs ont confirmé les vues de ce mémoire, sur la pluralité des microbes cholérigènes et l'importance de leur association. Le dévouement et le zèle dont l'interne fait preuve au cours de cette épidémie, lui valent une médaille de bronze du Ministère de l'Intérieur.

En mars 1893, Menereul, dont la santé s'est raffermie, vient reprendre ses fonctions au Laboratoire de Necker. Il les a remplies jusqu'à la fin, sauf de trop courtes périodes de repos. Heureux de retrouver les études qui l'intéressent, soutenu par l'estime et l'affection de tous, Menereul se remet au travail avec une infatigable et joyeuse activité. Outre la besogne quotidienne du Laboratoire, il trouve le temps de préparer et de passer coup sur coup, avec succès, tous ses examens de doctorat. Il termine les recherches anatomo-pathologiques de sa thèse, et la rédige. Il expérimente sur le vibrion septique, et, dans une note remarquable, il établit, pour ce micro-organisme, uné voie d'infection encore ignorée.

En juin 1894, Menereul obtient de M. Roux, la faveur, longtemps désirée, de suivre à l'Institut Pasteur, le cours de microbie technique. Il se jette dans cette étude avec une véritable passion : tout ceux qui ont écouté cet admirable enseignement le comprendront. Après des journées de travail partagées entre le Laboratoire de l'Institut Pasteur et celui de Necker, Menereul employait une partie de ses nuits à rédiger, jour par jour, les leçons du Maître.

Hélas ! notre pauvre ami, emporté par l'ardeur et la joie d'apprendre, dépassait la limite de ses forces ; et nous ne le voyions pas. Il était si gai, si vaillant, si heureux de toucher au terme de ses études.

Brusquement, l'impitoyable mal, longtemps assoupi, se réveille et le terrasse. Dès le premier moment Menereul a mesuré toute la gravité de cette rechute, et jugé froidement son état. Pendant une cruelle lutte de trois semaines son courage ne se dément pas un instant. Oubliant ses souffrances et ses angoisses, il ne pense qu'à la douleur des siens. Ce qu'il regrette, ce n'est pas de laisser la vie avec toutes ses espérances ; c'est de faire pleurer ceux qui lui sont chers, et qu'il va quitter. Malgré tous les soins, le mal fait de rapides progrès. Avec une stoïque énergie, Menereul vit venir la mort, et sut la regarder en face. Jusqu'aux derniers moments il n'eut pour les siens que des paroles de tendresse et d'encouragement.

Sa mort fut un véritable deuil pour ce service de Necker, où tous l'aimaient. Tous ceux qui l'avaient connu, vinrent le 30 juillet, lui rendre les derniers devoirs, en s'unissant à la douleur profonde de sa famille; plusieurs l'ont pleuré et le regrettent encore comme un frère,

Le lendemain, à Morlaix, ses parents, ses amis, ses compatriotes en foule l'ont conduit à sa dernière demeure. Bien des larmes ont été versées, bien des fleurs déposées sur sa tombe.

Pour rendre hommage à la mémoire d'un ami très regretté, nous avons ici réuni les travaux que la mort ne lui a pas laissé le temps de publier. On y trouvera la marque des belles qualités d'esprit qui faisaient espérer le plus brillant avenir.

En retraçant brièvement dans cette notice, la vie et la mort de Menereul, en fixant quelques traits de cette âme d'élite, si haute, si tendre et si vaillante, dans une bien imparfaite image, nous avons voulu perpétuer chez tous ceux qui l'ont connu et aimé, le souvenir et les regrets.

N. H.

I

SUR LA

DIARRHÉE CHRONIQUE DES ALIÉNÉS

ENTÉRITE TUBERCULEUSE

THÈSE INAUGURALE

PAR

Louis Menereul

Interne à l'Asile Saint-Athanase à Quimper.

AVANT-PROPOS

Qu'il nous soit permis en commençant d'adresser ici tous nos remerciements à M. le Dr Homery, directeur-médecin de l'Asile Saint-Athanase à Quimper, pour la bienveillante affection dont il nous a honoré pendant les trois années que nous avons passées dans son service ; et pour la complaisance qu'il a mise à nous autoriser à établir à l'Asile Saint-Athanase un laboratoire, sans lequel ce travail n'aurait pu paraître. A notre laboratoire se rattache naturelllement le nom de M. le Dr Calmette qui a bien voulu être notre premier maître en bactériologie : c'est à lui que nous devons d'avoir été admis au Laboratoire de M. le professeur Guyon à titre de préparateur.

Que notre maître, M. le Professeur Guyon, nous permette aussi de le remercier vivement pour la sympathie qu'il nous a toujours témoignée et pour l'honneur qu'il veut bien nous faire en acceptant la présidence de notre thèse.

Il nous est doux, en terminant, d'assurer M. le Dr Noël Hallé, Chef de Laboratoire de la Faculté à l'hôpital Necker, que nous ne pourrons jamais oublier les conseils qu'il nous a toujours prodigués, et surtout cette bonne amitié qui nous a souvent été si précieuse.

INTRODUCTION

Il nous a paru intéressant d'étudier, chez les aliénés, les manifestations intestinales de la Tuberculose.

Chez ces malades, la tuberculose de l'intestin, nous le démontrerons, se présente avec ses caractères classiques bien connus : siège, aspect macroscopique, structure histologique.

Ce qui fait ici l'intérêt de ces lésions, c'est qu'elles passent très souvent inaperçues pendant la vie. Souvent, leur véritable nature est méconnue, même à l'autopsie.

Depuis longtemps, en effet, on parle d'une maladie spéciale aux aliénés, d'une *entérite chronique* pour laquelle on a même proposé le terme d'*entérite ulcéreuse*. Certains auteurs l'appellent *diarrhée des aliénés*, montrant bien par là qu'il s'agit, pour eux, d'une affection propre à ces malades, se développant secondairement, et peut-être sous l'influence des lésions du système nerveux.

Nous passerons rapidement en revue, les principales théories qui ont cherché à expliquer la pathogénie de cette entérite. Pour nous, disons-le de suite, elle n'est qu'une manifestation banale de la tuberculose. A l'autopsie, en effet, on trouve chez ces sujets, des ulcérations intestinales présentant tous les caractères qui permettent de les identifier aux ulcérations tuberculeuses.

Dans plusieurs cas nous avons pu contrôler par l'étude histobactériologique, le diagnostic porté à la simple vue.

Nos observations établissent un autre point important : La tuberculose intestinale est fréquemment primitive chez les aliénés, première et seule manifestation de l'infection tuberculeuse.

Dans un certain nombre de cas, en effet, où le malade a succombé cachectique après une diarrhée opiniâtre, on trouve à l'autopsie des lésions intestinales avancées, sans la moindre lésion pulmonaire.

Chez d'autres, les lésions intestinales manifestement anciennes, ulcérations profondes et étendues, rétrécissements cicatriciels, sont accompagnées de lésions tuberculeuses pulmonaires toutes récentes, manifestement secondaires.

Nous aurons à chercher la cause de cette localisation tuberculeuse primitive sur l'intestin, fréquente chez l'aliéné.

Voici comment nous diviserons notre sujet.

Un court aperçu historique montrera quelles sont les opinions actuellement admises sur la diarrhée des aliénés : quelles théories ont été proposées pour en expliquer la nature et la pathogénie.

Nous rapporterons ensuite les observations recueillies, communiquées ou personnelles, qui sont les matériaux de notre travail ; l'étude histo-bactériologique des pièces personnellement recueillies viendra établir la vraie nature des lésions.

Appuyés sur ces faits, nous pourrons donner une description synthétique de la maladie, fixer ses caractères anatomo-pathologiques et cliniques.

L'étude clinique nous conduira à classer les faits et à répartir en plusieurs groupes naturels les cas de tuberculose intestinale chez les aliénés. Un court essai de pathogénie précédera nos conclusions.

CHAPITRE I

APERÇU HISTORIQUE

Voyons quelles sont les notions courantes sur le sujet dont nous avons entrepris l'étude.

Depuis la fondation des Asiles, les médecins qui se sont occupés du traitement des maladies mentales, ont maintes fois observé des cas de diarrhée chronique.

Esquirol, Georget, Broussais, Ferrus, Parchappe, dans leurs œuvres, signalent cette diarrhée consomptive, s'accompagnant de fièvre lente, de cachexie, et se terminant par la mort. Mais ces auteurs n'en font pas une étude spéciale ; ils constatent le fait, et s'avouent impuissants à combattre cette affection.

Calmeil en 1833, dans le *Dictionnaire de médecine* en 30 volumes (art. *Aliénés*), puis, plus tard, dans le Dictionnaire encyclopédique des sciences médicales (*Maladies intercurrentes des aliénés*), constate que les aliénés sont sujets à des inflammations spéciales des intestins. « La plupart de ces entérites se terminent par résolution ; mais le même *dément* éprouve parfois « cinq ou six rechutes dans un intervalle de quelques mois... « Beaucoup de phlegmasies de cette catégorie finissent par devenir définitivement chroniques et ne guérissent plus : finalement les malades tombent dans un véritable épuisement diarrhéique, et ils succombent dans un état d'anasarque. »

Dans cette citation nous avons souligné le mot « dément » ; nous verrons plus tard, en effet, que cette diarrhée chronique ne se rencontre pour ainsi dire que chez un certain nombre d'aliénés : lypémaniques, déments, paralytiques.

Calmeil avait déjà observé les lésions de l'intestin, et avait appelé l'attention des aliénistes sur la fréquence des ulcérations intestinales chez les aliénés :

« Sur 100 aliénés dont on examine le canal digestif, près de « 50 offrent des ulcérations ou d'autres altérations de nature « inflammatoire dans les gros intestins. »

Mais Calmeil ne s'est pas demandé de quelle nature étaient ces lésions : il n'a pas cherché à en expliquer la pathogénie. Il décrit d'ailleurs, très rapidement, les symptômes de ces entérites, et conclut que la mort en est la terminaison habituelle :

« Leur langue rougit, ils ressentent de la douleur dans la « région iliaque droite, dans la région ombilicale ; ils boivent « beaucoup, ont l'air abattu, mangent avec répugnance et sont « obligés de garder le lit... A la longue, les colites chroniques « donnent lieu à une terminaison fatale. »

En 1845, le Dr Thore, dans une étude sur les maladies incidentes des aliénés, parle en ces termes de l'entérite.

« Souvent, les fous ont une diarrhée intense qu'il n'est point « permis d'attribuer à une entérite caractérisée par des lésions « anatomiques bien définies. Il nous semble que chez les *déments « paralytiques* qui présentent si souvent cette maladie, la *para- « lysie de l'intestin est pour beaucoup dans sa production.* »

Cet auteur n'a pas constaté à l'autopsie les ulcérations indiquées par Calmeil ; mais il est d'accord avec lui sur la terminaison de la maladie :

« Arrivée à certaine période, l'entérite défie tous les traite- « ments... Les aliénés tombent dans le marasme et meurent. »

Le Dr Berthier publie, dans les *Annales médico-psychologiques* (année 1864, série 3), un article intitulé : « Guérison de la diarrhée chronique des aliénés. » Avant d'indiquer sa méthode thérapeutique il explique en quelques lignes ce qu'il faut entendre par le terme *diarrhée chronique des aliénés.*

« Une quantité considérable de fous succombent à une espèce « de *phtisie*, dans l'acception rigoureuse du mot ; à une dégé- « nérescence physique qui se traduit chez les uns par le dévoie- « ment, chez les autres par des érythèmes, etc... ; parmi ces « signes si fréquents de décadence se présente d'abord la diar- « rhée : la diarrhée est une des plaies de l'aliéné. »

En écrivant le mot de *phtisie*, M. Berthier ne se croyait sans doute pas aussi près de la vérité.

Mais il n'a pas recherché les lésions capables d'engendrer cette « cachexie nerveuse » caractérisée « par la fétidité des « selles, la décoloration des muqueuses, l'émanation du corps, « l'excavation des yeux, l'extinction graduelle des forces, le « dégoût des aliments, l'absence ou le retour de la fièvre, le « ballonnement du ventre, l'ascite, le marasme. »

D'ailleurs, pour lui, la diarrhée des aliénés n'est « qu'un flux « atonique consécutif à un défaut d'innervation ayant lui-même « sa source dans une dépression des forces. » Nous verrons ce qu'il faut penser de cette explication. La dépression des forces regardé comme la cause par l'auteur, peut être, au contraire, un effet secondaire de la diarrhée chronique.

En 1891, le Dr Beca fit paraître un ouvrage intitulé : *Contribution à l'étude des maladies mentales au Chili* — Dans ce travail (Analysé par le Dr Nicoulau dans les *Annales méd.-psychol.*, mai-juin 1892), l'auteur traite assez longuement de la « diarrhée paralytique. »

« Ce flux intestinal abondant, que rien ne peut arrêter, tou- « jours fatal par conséquent, frappe surtout deux catégories de « malades : les déments et ceux atteints de manie aiguë ou de « folie inflammatoire, paralysie générale ou autres affections « du même genre ».

Toutes ces descriptions concordent : Ce sont toujours les mêmes malades qui sont atteints, c'est toujours la même terminaison fatale, après une période plus ou moins longue dans laquelle l'aliéné, débilité, cachectique, est réduit à la plus complète misère physiologique.

Pour M. Beca, comme pour M. Thore, cette diarrhée des aliénés est bien une affection d'origine nerveuse, une diarrhée paralytique. Les vaso-moteurs et particulièrement le vaso-constricteurs de l'intestin sont intéressés : « Ces nerfs ayant perdu « tout ou partie de leur action, et leurs antagonistes ayant con- « servé ou accru leur énergie cette modification donnerait lieu « à un afflux, une transsudation véritable des éléments liquides « du sang dans la cavité intestinale. »

Nous ne pouvons voir là qu'une vue de l'esprit, ingénieuse il est vrai, mais ne reposant sur aucun fait, ne s'appuyant sur aucune vérification d'autopsie.

Quant au traitement, les auteurs en reconnaissent l'inefficacité ; cela semble donner gain de cause à l'explication qu'ils proposent.

M. le Dr Reverchon, Directeur-médecin des asiles d'aliénés, a bien voulu nous communiquer un travail inédit sur cette affection. Il a mis à notre disposition un grand nombre d'observations personnelles, recueillies dans différents asiles. Nous sommes heureux de pouvoir lui en témoigner ici notre reconnaissance.

Dans tous les Asiles où il a passé, il a constaté « l'existence « de cas de diarrhée à marche lente et se terminant générale- « ment par la mort. »

Voici, résumée, la statistique qu'il donne dans son travail :

A l'asile des aliénés de Quimper, de 1862 à 1867, il a pratiqué 146 autopsies. Sur ce nombre, la diarrhée chronique a occasionné 40 décès : dans tous ces cas il existait des lésions intestinales plus ou moins graves.

A l'asile Saint-Gemmes, M. Reverchon a recueilli plusieurs observations intéressantes de cette affection ; et il ajoute : « Il « m'eût été facile d'en recueillir un plus grand nombre, car cette « maladie y était très fréquente à cette époque ; je crois pouvoir « affirmer qu'une partie des décès enregistrés sous la rubrique « de marasme nerveux se rapportait à des cas de l'affection qui « nous occupe. »

A l'asile de Marseille, pendant l'année 1873, sur 70 décès, il a porté 8 fois le diagnostic de dysenterie chronique, ou mieux « d'entéro-colite ulcéreuse » (dont 4 appartenant à la paralysie générale).

Pour l'année 1874, sur 75 decès, 8 ont été attribués à la même cause.

En 1875, 76 décès sur lesquels 3 cas de colite ulcéreuse.

A l'asile d'Alençon, cas fréquents de diarrhée chronique.

Ils sont encore plus nombreux à l'asile de Mayenne.

A l'asile de Moulins, « la diarrhée chronique, qui était depuis « quelques années endémique, et qui entrait pour un facteur « important dans le chiffre de la léthalité, devient plus rare sous « l'influence de mesures hygiéniques. »

A l'asile de Pau, cette affection, naguère très commune, ne tarde pas à se montrer plus rare, par suite des mêmes causes.

L'auteur constate que dans tous les cas on retrouve à l'autopsie des ulcérations siégeant de préférence dans le gros intestin et allant parfois jusqu'à la perforation.

Quant aux selles « Elles rappellent parfois un peu celles de

« la dysenterie mais sont plus copieuses, plus fécales, très « fétides, glaireuses et filantes, assez souvent sanguinolentes. » Il termine en proposant pour cette affection l'expression d'*entéro-colite ulcéreuse*.

Tel est l'état de la question : les observations concordantes des anciens aliénistes ont établi l'existence et la fréquence de la diarrhée chronique des aliénés : les observations récentes de M. Reverchon montrent bien qu'actuellement cette affection n'a rien perdu de son importance ni de sa gravité.

Très fréquente et frappant particulièrement certaines catégories d'aliénés, cette diarrhée, rebelle à tous les traitements, presque fatalement mortelle, entre pour une part considérable dans les causes accidentelles de léthalité des aliénés.

On la regarde comme une lésion secondaire, développée sous l'influence d'un trouble du système nerveux.

La nature *ulcéreuse* des lésions intestinales est particulièrement notée par plusieurs auteurs.

Nous espérons démontrer la nature *tuberculeuse* de cette entérité ulcéreuse des aliénés. La prédisposition des aliénés à la tuberculose est de notion vulgaire; et les décès d'aliénés par tuberculose pulmonaire ne se comptent pas.

Chose singulière, on ne trouve au contraire que de rares relations de lésions ulcéreuses intestinales présentées comme réellement tuberculeuses, dans les autopsies des aliénés : symptômes et lésions sont mis sur le compte de l'entérite spéciale nerveuse, généralement admise.

Nous verrons, qu'à un examen plus attentif, cette maladie spéciale n'existe pas. Il s'agit toujours de tuberculose ulcéreuse banale.

CHAPITRE II

OBSERVATIONS

(Nous ne parlerons pas ici des lésions de l'encéphale, hors de notre sujet.)

OBSERVATION I (in archives de l'Asile)

RÉSUMÉ

Pel... âgé de 58 ans, atteint de démence, mort le 2 octobre 1863 à l'Asile de Quimper.

Autopsie. — *Membres inférieurs*, infiltrés; eschares superficielles au sacrum et au grand trochanter.

Plèvres. Nombreuses adhérences, épanchement séreux à droite.

Poumon droit atrophié, peu perméable, refoulé contre la colonne vertébrale.

Poumon gauche. Quelques cavernes au centre de l'organe; induration au sommet.

Cœur hypertrophié.

Foie jaunâtre et friable ; vésicule biliaire distendue.

Péritoine. Pas d'épanchement.

Muqueuse intestinale violacée, avec quelques ulcérations surtout au niveau du gros intestin.

Grabataire depuis cinq ou six mois, ce dément, gâteux et presque incapable de se mouvoir, avait fini par contracter une diarrhée rebelle à tous les traitements.

OBSERVATION II (in archives de l'Asile)

RÉSUMÉ

Jéseq... 19 ans, atteint de lypémanie, mort le 11 décembre 1863 à l'Asile de Quimper.

Très amaigri, eschares, membres inférieurs infiltrés.

Autopsie. — *Plèvres.* Un peu d'épanchement séreux mêlé de sang ; adhérences.

Poumons farcis de tubercules.

Péritoine. Un peu d'épanchement séreux ; ganglions mésentériques engorgés.

Muqueuse intestinale. Un peu boursouflée, injectée et ulcérée.

Jéseq... était atteint d'une dysenterie ou plutôt d'une entérite avec exulcération de la muqueuse, expliquant la présence du sang dans les selles ; fausse dysenterie contre laquelle toutes les médications sont restées sans résultat. Toux et expectoration peu prononcées.

OBSERVATION III (in archives de l'Asile)

RÉSUMÉE

Fle..., 55 ans, atteint de folie épileptique, mort le 26 février 1867 à l'Asile de Quimper.

Autopsie. — *Plèvres.* Nombreuses adhérences des deux côtés.

Poumon droit. Lobe supérieur induré avec une caverne.

Poumon gauche sain.

Péritoine. Épanchement séreux assez abondant avec exsudat fibrineux reliant entre eux les divers organes de l'abdomen.

Muqueuse intestinale injectée, gros intestin ulcéré.

Fle... était atteint de diarrhée chronique; la péritonite dont il est mort a été le résultat de la perforation du gros intestin (extrémité gauche du colon transverse) par suite d'un travail ulcératif ayant débuté par la muqueuse, qui forme à ce niveau un certain nombre de plis transversaux rouges et friables. C'est au centre de cette surface que les tuniques ont été détruites jusqu'au péritoine distendu et percé de plusieurs petits pertuis, à travers lesquels on fait sourdre par la pression les matières semi liquides de l'intestin.

OBSERVATION IV (in archives de l'Asile)

RÉSUMÉE

Bar..., 19 ans, atteint d'idiotie, mort le 16 septembre 1867 à l'Asile de Quimper.

Autopsie : *Plèvres.* Un peu adhérentes.

Poumon droit sain.

Poumon gauche gangréné (?) au sommet et présentant un état de tuberculisation miliaire.

Péritoine. Épanchement purulent considérable.

Muqueuse gastrique ulcérée.

Muqueuse intestinale ulcérée.

Bar..., tombé depuis longtemps dans un état de complet abrutissement, a été, pendant les derniers temps, en proie à une diarrhée des plus opiniâtres qui a résisté à tous les médicaments. Le malade a succombé à une péritonite.

OBSERVATION V (in archives de l'Asile)

RÉSUMÉE

Le Ga..., 29 ans, atteint de démence, mort le 3 avril 1870 à l'Asile de Quimper.

Autopsie. — *Plèvres.* Adhérences, surtout au sommet.

Poumon droit. Cavernes au sommet.

Poumon gauche. Tubercules en voie de ramollissement.

Péritoine normal.

Muqueuse gastrique ulcérée.

Muqueuse intestinale ulcérée.

Le Ga... a été pendant fort longtemps en proie à une diarrhée des plus rebelles. A la fin, attaques apoplectiformes.

OBSERVATION VI (in archives de l'Asile)

RÉSUMÉE

Cro... 27 ans, atteint de stupidité, mort le 5 juillet 1870 à l'Asile de Quimper.

Autopsie. — *Plèvres.* Epanchement séreux.

Poumons. Tubercules en voie de ramollissement.

Péritoine normal.

Muqueuse gastrique ulcérée.

Muqueuse intestinale ulcérée.

Cro... était gâteux et épuisé par un ptyalisme abondant. Il a succombé à une diarrhée chronique des plus rebelles.

Les six observations qui suivent ont été recueillies par M. le Dr Debout, alors médecin-adjoint à l'Asile Il a très bien vu la nature tuberculeuse des ulcérations qu'il trouvait à l'autopsie; il mentionne également les résultats négatifs que lui ont donné la percussion de l'ausculation.

OBSERVATION VII (in archives de l'Asile)

RÉSUMÉE

Bou..., 20 ans, atteint de folie épileptique, mort le 9 février 1873 à l'Asile de Quimper.

Trois larges eschares au sacrum. Le nez est rempli d'ulcères et de croûtes comme chez les sujets scrofuleux.

Autopsie. — *Plèvres* saines, sans adhérences.

Poumons infiltrés de granulations grises, surtout au sommet et en avant. Nulle part, traces de cavernes. Le malade ne crachait pas ; il était d'ailleurs impossible de l'ausculter de son vivant.

Foie gras, injecté et hypertrophié.

Péritoine légèrement injecté.

Muqueuse intestinale. Granulations et ulcérations dans toute son étendue.

Bou... est un idiot épileptique qui nous vient de Bicêtre où il a séjourné près de sept ans. Généralement calme. Il avait de fréquentes attaques.

Alité au mois de novembre pour une diarrhée que rien n'a pu arrêter, il s'est affaibli rapidement. Vorace jusqu'au dernier moment, il demandait sans cesse à manger.

Muqueuse intestinale injectée, granulations miliaires surtout dans l'iléon. Ulcérations au fond desquelles on voit des granulations grises ; mêmes lésions dans le gros intestin et toujours dans le sens des vaisseaux ; ganglions mésentériques engorgés.

OBSERVATION VIII (in archives de l'Asile)

RÉSUMÉE

Coy..., 48 ans, atteint de démence, mort le 31 janvier 1874 à l'Asile de Quimper.

Très affaibli et très amaigri, ce n'est plus qu'un squelette ; ventre excavé, téguments pâles.

Autopsie. — *Plèvres.* Adhérences presque complètes des deux côtés.

Poumon droit, tubercules disséminés, cavernes au lobe inférieur.

Poumon gauche. Tubercules épars.

Foie, volumineux, injecté, légèrement graisseux.

Péritoine, légèrement injecté.

Muqueuse intestinale. Plaques tuberculeuses disséminées, ganglions engorgés.

Coy..., est un marin, fort et vigoureux à son entrée.

Il mange peu, ou refuse de manger.

En 1873, il est pris d'une diarrhée rebelle : les astringents, les opiacés les toniques parviennent à peine à l'arrêter de temps en temps pendant quelques jours. Elle reprend de plus belle ensuite. Le sujet ne mange que par contrainte. Amaigrissement rapide et mort dans le marasme. L'autopsie montre qu'il a succombé à une tuberculose généralisée. Chose singulière, j'ai trouvé à l'intestin grêle trois invaginations étendues de 3 à 4 centim. ; la perméabilité intestinale était conservée.

OBSERVATION IX (in archives de l'Asile)

RÉSUMÉE

Lema... 74 ans atteint de lypémanie, mort le 24 juillet 1874 à l'Asile de Quimper.

Corps infiltré, extrémités inférieures œdématiées.

Autopsie. — *Plèvres.* Epanchement séreux de chaque côté.

Poumons. — Quelques rares plaques tuberculeuses disséminées, et un commencement d'infiltration granuleuse.

Foie, dégénérescence graisseuse.

Péritoine, normal.

Muqueuse intestinale. Nombreuses plaques tuberculeuses dans l'intestin grêle.

Lema... est un vieil hypocondriaque toujours préoccupé de sa santé. Le 9 mai il demande un lit à l'infirmerie, se plaint de maux d'estomac, de douleurs de ventre, d'anorexie, de faiblesse. Il reste presque continuellement couché. Ses jambes enflent souvent.

L'auscultation est négative.

Finalement, il devient gâteux, est pris d'une diarrhée que les astringents ne peuvent arrêter, et meurt sans secousses. Les plaques tuberculeuses de l'intestin grêle ont une disposition circulaire.

OBSERVATION X (in archives de l'Asile)

RÉSUMÉE

Duv.., 17 ans, atteint d'idiotie, mort le 26 mars 1875 à l'Asile de Quimper.

Maigreur extrême.

Autopsie. — *Plèvres.* Adhérences partielles à droite.

Poumons. Cavernes aux sommets, tubercules crus ou ramollis dans le reste du parenchyme.

Foie, gras.

Péritoine injecté.

Muqueuse intestinale enflammée dans toute son étendue. Ganglions mésentériques engorgés.

Cet idiot est pris, en 1872, d'une diarrhée qui ne s'amende pas facilement ; en 1873 la diarrhée revient tenace. Abcès à la marge de l'anus ; fièvre continue modérée, pouls petit. Les remèdes sont sans effet.

Amaigrissement rapide. A noter l'absence de toux, d'expectoration, de sueurs nocturnes, pas de doigts hippocratiques.

OBSERVATION XI (in archives de l'Asile)

RÉSUMÉE

Le F..., 38 ans, atteint de paralysie générale (3e période), mort le 28 avril 1875 à l'Asile de Quimper.

Téguments pâles, a conservé un peu d'embonpoint ; large eschare au sacrum.

Autopsie. — *Plèvres*. Adhérences complètes des deux côtés.

Poumons adhérant fortement aux parois cotales. Cavernes aux deux sommets. Le reste farci de tubercules.

Péritoine injecté.

Muqueuse intestinale. Plaques tuberculeuses très nombreuses. Ganglions mésentériques engorgés, volumineux.

En février 1874, il a fait une pneumonie bâtarde qui a duré deux mois; dépérissement rapide, diarrhée intense, fièvre, stupeur.

OBSERVATION XII (Archives de l'Asile)

RÉSUMÉE

Que., 30 ans, atteint de lypémanie, mort le 28 avril 1855 à l'Asile de Quimper.

Très amaigri, quelques eschares sur différents points du corps.

Autopsie. — *Plèvres*. Pas d'épanchement.

Poumons. Aux sommets, tubercules. Le malade ne toussait pas.

Foie gras.

Muqueuse intestinale ulcérée.

Que... a offert les symptômes d'une entérite qui s'est montrée rebelle à la médication la plus variée. Il est tombé dans un marasme de plus en plus profond. La langue était embarrassée, la parole émise lentement, les forces musculaires nulles.

Les quatre observations qui suivent, nous ont été obligeamment communiquées par M. le Dr Reverchon. Elles sont particulièrement intéressantes par la description des lésions intestinales; l'entéro-colite ulcéreuse des aliénés a tout spécialement attiré l'attention de M. Reverchon.

OBSERVATION XIII (communiquée par M. le D Reverchon)

RÉSUMÉ

Vea..., 39 ans, atteint de lypémanie, mort le 14 janvier 1885 à l'Asile de Moulins.

Corps très émacié, ventre scaphoïde ; ongles des membres supérieurs légèrement incurvés.

Autopsie. — *Plèvres.* Quelques adhérences à gauche.

Poumons. Les sommets des deux côtés contiennent un certain nombre de gros tubercules dont plusieurs caséeux, avec un commencement de ramollissement. Une petite caverne à gauche.

Muqueuse intestinale. L'intestin grêle contient dans toute son étendue les lésions suivantes, qui sont d'autant plus accusées que l'on se rapproche davantage de la partie inférieure : hyperémie vasculaire formant de larges plaques sans limites précises; granulations miliaires que l'on n'observe en grand nombre qu'à la fin de l'iléon. Dans une grande étendue de cet organe, on constate l'existence de tubercules sous-muqueux. Des ulcérations, au nombre d'une trentaine, très disséminées siègent principalement au niveau des plaques de Peyer. Ces ulcérations sont de forme arrondie, rarement allongée, de 3 ou 4 millimètres de diamètre, à rebords formant un bourrelet régulier non déchiqueté. La muqueuse du gros intestin, dans toute son étendue, paraît boursouflée, médiocrement hyperémiée et comme criblée de très petites ulcérations très superficielles. Les ganglions mésentériques sont engorgés.

Vea..., depuis longtemps souffrant, maigrissait et mangeait peu. Il ne toussait ni n'expectorait, n'était pas sujet aux hémoptysies.

OBSERVATION XIV (communiquée par M. le D. Reverchon)

RÉSUMÉ

Cher... 58 ans, atteinte de démence, morte le 6 février 1885, à l'Asile de Moulins.

Émaciation considérable, ventre scaphoïde, laissant deviner la colonne vertébrale, pas d'œdème aux extrémités.

Autopsie. — *Plèvres.* Adhérence au sommet gauche.

Poumon gauche. Au sommet un tubercule unique en voie de ramollissement.

Poumon droit. Engorgement de la partie inférieure du lobe supérieur.

Foie, gros, jaunâtre.

Muqueuse intestinale. Le gros intestin, ou du moins le colon trarsverse, l'S iliaque et le rectum sont diminués de volume. Le colon ascendant, au contraire a son volume à peu près normal. A l'union du colon ascendant et transverse, il existe un rétrécissement sur une étendue de 3 ou 4 centimètres. De chaque coté on voit des ulcérations considérables de la muqueuse. Il est très probable que ce rétrécissement a été causé par d'anciennes ulcérations.

OBSERVATION XV (communiquée par M. le Dr Reverchon)

RÉSUMÉE

Del..., 44 ans, atteinte de démence, morte le 24 février 1885 à l'Asile de Moulins.

Émaciation extrême, ventre excavé, œdème très prononcé aux extrémités supérieures, faible aux extrémités inférieures.

Autopsie. — *Plèvres.* Adhérences aux sommets.

Poumon droit congestionné et œdématié à la partie postérieure, avec un tubercule au sommet.

Poumon gauche farci de tubercules avec quelques petites cavernes.

Muqueuse intestinale. A un aspect rougeâtre, mais n'est pas ulcérée. Les ganglions mésentériques sont manifestement tuberculeux.

Cette femme plongée depuis longtemps dans une démence stupide, restait dans une immobilité complète et s'alimentait mal. Elle ne toussait pas, mais était en proie à une diarrhée incoercible que rien n'a pu arrêter.

OBSERVATION XVI (communiquée par M. le Dr Reverchon)

RÉSUMÉE

Bon..., 45 ans, atteint de démence, mort le 2 janvier 1885, à l'Asile de Moulins.

Emaciation très prononcée, ventre en cuvette, pas d'œdème.

Autopsie. — *Poumon droit.* Au sommet, adhérences fibreuses, anciennes et très solides, avec quelques tubercules.

Poumon gauche. Le lobe supérieur, également adhérent, est parsemé de tubercules et de petites cavernes. Le tissu présente de l'hépatisation rouge dans une certaine étendue.

Muqueuse intestinale. L'iléon, dans une grande partie de son étendue, présente du côté de la muqueuse de petites granulations, surtout abondantes au voisinage du cæcum. Du côté du gros intestin, les lésions sont plus importantes : la muqueuse est épaissie, avec quelques ulcérations superficielles. A l'union du colon transverse et descendant existe une large plaque ulcérée à contours irréguliers, à bords épais, comme taillés à pic. Le fond de l'ulcération n'est séparée du péritoine que par une mince couche de tissu. Ganglions mésentériques engorgés.

Bon..., atteint de démence, se portait assez mal depuis quelque temps, et avait beaucoup maigri. Il est entré à l'infirmerie pour diarrhée chronique. La lésion pulmonaire a passé inaperçue.

Voici enfin nos observations personnelles, recueillies pendant notre internat à l'Asile de Quimper ; elles ont été le point de départ et le fondement de ce travail.

OBSERVATION XVII (personnelle)

RÉSUMÉ

Le Bra, 33 ans, atteint de démence paralytique, mort le 31 mars 1890 à l'Asile de Quimper.

Autopsie. — *Plèvres* épaisses, avec de nombreuses adhérences.

Poumons. Les deux poumons contiennent un grand nombre de tubercules. Pas de cavernes, mais infiltration de toute la masse ; larges plaques d'anthracosis.

Foie légèrement hypertrophié.

Muqueuse intestinale. Présente, surtout au niveau de la valvule iléo-cœcale un grand nombre d'ulcérations, nettement tuberculeuses (ulcérations parfois circulaires, à fond grisâtre, avec petites granulations blanches à la face externe). Vaisseaux lymphatiques et ganglions engorgés.

Le malade a présenté depuis quelques mois une diarrhée intense, rebelle à tous les traitements. Il ne se plaignait pas, ne toussait pas. L'expectoration était nulle, et rien ne pouvait faire supposer une lésion pulmonaire.

OBSERVATION XVIII (personnelle)

RÉSUMÉ

Ham..., 34 ans, atteint de paralysie générale (3e période), mort le 4 octobre 1893 à l'Asile de Quimper.

Autopsie. — *Plèvres.* Adhérence au niveau du sillon interlobaire gauche.

Poumon droit. Infiltration tuberculeuse du sommet.

Poumon gauche. Caverne au sommet ; infiltration tuberculeuse du reste du lobe supérieur.

Péritoine. Pas d'épanchement, ganglions mésentériques engorgés.

Muqueuse intestinale. Larges ulcérations tuberculeuses de l'intestin grêle et du gros intestin.

Ham..., peu de temps après son entrée à l'asile, est devenu grabataire. La paralysie générale a eu chez lui une marche rapide. Rien pendant la vie ne permettait de soupçonner l'existence de la tuberculose pulmonaire ; Ham... ne toussait pas, ne crachait pas. La respiration ne s'entendait en aucun point. Depuis quelques mois, il était atteint de diarrhée chronique.

OBSERVATION XIX (personnelle)

RÉSUMÉE

Col..., 45 ans, atteint d'épilepsie, mort le 26 septembre 1893 à l'Asile de Quimper.

Autopsie. — *Plèvres.* Adhérences au sommet.

Poumons. Vastes cavernes aux sommets.

Foie gros, jaune, couleur feuille morte.

Péritoine. Épanchement citrin. Ganglions mésentériques engorgés.

Muqueuse intestinale. Ulcérations tuberculeuses en grande quantité, surtout au voisinage de la valvule ileo-cœcale.

Col... est mort dans la cachexie la plus profonde. En 1890, il avait eu une poussée aiguë de tuberculose pulmonaire. Depuis quelques mois, il était tombé dans le marasme, et rien n'indiquait plus ses lésions spécifiques. La toux, l'expectoration, avaient complètement disparu. Il a été pris de diarrhée intense six mois avant la mort.

OBSERVATION XX (personnelle)

RÉSUMÉE

Geuz..., commerçant de Pont-Labbé, âgé de 41 ans, entre à l'Asile le 22 avril 1885.

Il est atteint de délire chronique. Sa santé générale est médiocre : inappétence, diarrhée chronique rebelle, pour laquelle il entre de temps en temps à l'infirmerie. Il meurt cachectique, des suites de cette entérite chronique, le 2 janvier 1893.

Autopsie. — Le *poumon gauche* est normal ; dans le *poumon droit*, du côté supérieur, existent des cavernes, avec épaississement pleural et adhérences anciennes.

L'*intestin grêle* est sain dans toute son étendue.

Au *cœcum*, toute la muqueuse est congestionnée et semée d'un grand nombre d'érosions de nature tuberculeuse : mêmes lésions disséminées dans le reste du gros intestin.

Les *ganglions mésentériques* sont volumineux et probablement tuberculeux.

Pas de péritonite.

Les autres organes sont sains.

CHAPITRE III

ANATOMIE PATHOLOGIQUE

La nature tuberculeuse des lésions de l'intestin trouvées à l'autopsie des aliénés qui succombent à l'entérite chronique, n'a été jusqu'ici soupçonnée que d'après l'aspect macroscopique des pièces.

M. le Dr Debout seul, admet nettement comme tuberculeuses, les ulcérations intestinales rencontrées dans les six observations qu'il a recueillies et que nous avons relatées plus haut. Dans la description anatomo-pathologique très précise de l'entéro-colite ulcéreuse que donne M. le Dr Reverchon, on peut également retrouver les traits caractéristiques de la tuberculose intestinale.

Dans les quatre cas que nous avons personnellement observés, la nature tuberculeuse des ulcérations intestinales nous semblait évidente au seul examen macroscopique.

Il fallait cependant pousser plus avant notre étude, et, à l'aide des moyens d'investigation scientifique actuels, apporter une preuve décisive de la spécifité des lésions.

C'est ce que nous avons tenté de faire en soumettant à une étude histo-bactériologique méthodique les produits pathologiques recueillis pendant la vie, et surtout les pièces d'autopsie.

De l'examen bactériologique des selles, nous dirons peu de chose : bien des conditions se réunissent pour rendre très difficile la recherche et très fortuite la découverte du bacille de Koch dans les évacuations diarrhéiques des tuberculeux intestinaux. Nous avons souvent réitéré cette recherche chez nos malades; parmi bien des observations négatives, nous avons obtenu quelques résultats positifs. C'est en faisant nos lamelles avec les stries grisâtres, purulentes et muco-purulentes qui se déposent et restent adhérentes aux fonds des vases que nous avons obtenu les meilleurs résultats ; c'est là qu'il faut chercher, c'est cette matière d'examen qu'il faut choisir et étudier par les méthodes de coloration ordinaires, pour déceler dans les selles le bacille de la tuberculose.

Les véritables preuves scientifiques sont fournies par l'étude des pièces d'autopsie.

Notre étude a porté sur trois de nos cas personnels (Obs. XIX, XX, XXVIII).

Nous en avons réuni les résultats dans ce chapitre pour bien préciser les traits anatomo-pathologiques de la tuberculose intestinale classique, et donner ainsi plus de force à nos conclusions.

OBSERVATION XIX (Col...)

Ulcération tuberculeuse de la partie terminale de l'intestin grêle, au voisinage de la valvule iléo-cæcale. (Inclusion dans le celloïdine.)

Sur les coupes on constate l'existence d'une *ulcération* profonde, étendue, qui a détruit toute l'épaisseur de la muqueuse : la surface est recouverte de détritus cellulaires granuleux nécrotiques ; le fond de l'ulcère est constitué par un tissu embryonnaire, formé de petites cellules rondes, sans nodules tuberculeux ; cette infiltration embryonnaire a commencé même à envahir la tunique musculaire.

A la périphérie de l'ulcération, existent de *gros nodules tuberculeux multiples*, situés dans l'épaisseur même de la muqueuse, sous la couche glandulaire, qui est conservée intacte et soulevée par les granulations.

Ces granulations ont la structure caractéristique : centre caséeux, cellules géantes typiques à la périphérie ; zone de cellules épithélioïdes bien dessinée ; infiltration embryonnaire périphérique.

Sur les coupes colorées par les méthodes d'Erlich et de Ziehl, on trouve de *nombreux bacilles de Koch*, groupés en petits amas, dans les cellules géantes, isolés et disséminés dans la zone épithélioïde, autour des parties caséifiées.

OBSERVATION XX (Gouz...)

Ulcération tuberculeuse du cæcum. L'ulcération, à son centre, a détruit entièrement la couche muqueuse. Le fond de l'ulcère est une couche de cellules embryonnaires, épaisse, végétante, véritables bourgeons charnus

vasculaires; à ce niveau on ne reconnait plus distinctement aucun nodule tuberculeux.

Aux deux extrémités de l'ulcération, la néoplasie tuberculeuse s'étend dans l'épaisseur de la muqueuse et se prolonge, sous la couche glandulaire conservée, par une infiltration de *nodules tuberculeux* jeunes, à structure typique : cellule géante au centre, couronne de cellules épithélioïdes, zone embryonnaire. En un point, la tunique musculaire est pénétrée par un nodule tuberculeux.

Bacilles tuberculeux rares, isolés, dans les zones épithélioïdes, au pourtour des amas caséeux et des cellules géantes.

OBSERVATION XVIII (Hamon)

Large ulcération tuberculeuse de l'intestin grêle.

La muqueuse est totalement détruite : elle est remplacée par une couche épaisse de tissu embryonnaire organisé, formant des bourgeons, des végétations larges et courtes, avec de nombreux vaisseaux capillaires très dilatés : vrais bourgeons charnus vasculaires, papillaires en certains points. Dans la profondeur de cette couche néoformée on retrouve de *très rares granulations tuberculeuses* disséminées. Pas de lésions tuberculeuses jeunes à la périphérie de l'ulcère. La musculeuse est intacte.

Très rares bacilles dans les granulations, à la limite du centre caséeux et de la zone épithélioïde.

Une seconde ulcération de ce même malade a montré la même structure embryo-vasculaire. Nous sommes évidemment dans ce cas en présence d'une lésion tuberculeuse ancienne. Les éléments tuberculeux ont été presque totalement éliminés : reste une ulcération à fond embryonnaire végétant, vasculaire, indiquant la marche vers la guérison.

Si nous jetons un coup d'œil d'ensemble sur nos relations d'autopsie et sur nos examens histo-bactériologiques, nous constatons aisément que la tuberculose intestinale ulcéreuse présentait dans tous ces cas ses caractères classiques.

Tout ce que nous avons écrit se superpose à l'excellente description de Cornil et Ranvier.

Le siège d'élection pour les ulcérations tuberculeuses est la partie terminale de l'intestin grêle et le commencement du gros intestin. On notera, dans nos cas, la fréquente localisation des lésions dans le gros intestin. La coïncidence d'ulcérations gastriques est relatée dans plusieurs de nos observations.

Début de la granulation dans le tissu conjonctif sous-glandulaire et dans les follicules lymphatiques ; tubercules recouverts par la couche des glandes et des villosités ; tissu embryonnaire inflammatoire formant le fond des ulcérations, et appelé à subir la suppuration et la gangrène moléculaire; bourgeons charnus très vasculaires formés aux dépens des villosités : on retrouve tous ces points, signalés par Cornil et Ranvier, dans nos descriptions histologiques.

Quelquefois, disent ces auteurs, l'infiltration inflammatoire et tuberculeuse de la muqueuse, produit un épaississement assez considérable pour déterminer un *rétrécissement.*

Nous pensons même que de vrais *rétrécissements cicatriciels* peuvent succéder à la réparation des ulcérations tuberculeuses de l'intestin : la structure histologique des vieux ulcères tuberculeux en voie de réparation le fait pressentir. L'observation **XIV**, due à M. Reverchon, semble le prouver. On y voit, « à l'union du colon ascendant et transverse, un rétrécissement sur une étendue de 3 à 4 centimètres; de chaque côté, on voit des ulcérations considérables de la muqueuse; il est très probable que ce rétrécissement a été causé par d'anciennes ulcérations. »

CHAPITRE IV

ÉTUDE CLINIQUE

Symptômes et Diagnostic. — Classification des cas. Diagnostic. — Pathogénie.

Nous n'avons pas l'intention de donner ici une étude sémiologique complète de l'entérite tuberculeuse : la description classique se trouve dans tous les auteurs.

Nous insisterons seulement sur quelques points spéciaux relatifs à la *tuberculose intestinale des aliénés*. Nous montrerons combien sont grandes dans certains cas, les difficultés du diagnostic ; nous noterons les signes qui permettent de l'établir.

La tuberculose intestinale se présente, chez l'aliéné, dans des conditions cliniques très différentes ; et, dès l'abord, il importe de distinguer entre les cas. On peut classer en trois groupes les aliénés atteints d'entérite tuberculeuse.

Les premiers sont les tuberculeux ordinaires, à phtisie pulmonaire reconnue et diagnostiquée pendant la vie, mourant dans la cachexie avancée et présentant dans les derniers jours une diarrhée abondante, survenant au cours d'une généralisation tuberculeuse.

Ici, la lésion intestinale, facile à prévoir, n'est qu'une complication ultime dont le diagnostic est simple, et la valeur clinique médiocre.

Ces malades n'offrent pour nous aucun intérêt et nous ne nous y arrêterons pas.

Des deux dernières classes de tuberculeux qui nous occuperont, la première est composée d'aliénés dont les poumons sont farcis de tubercules, parfois même à demi détruits par d'énormes cavernes et dont les lésions pulmonaires passent inaperçues. Ces malades, pour la plupart grabataires, ne toussent pas, ne crachent pas et ne peuvent être soumis à aucun examen fructueux. Ils présentent à certains moments, mais surtout à la période de déclin de leur maladie, une diarrhée opiniâtre. Ils meurent dans le marasme ; à l'autopsie seulement on trouve les lésions pulmonaires, et on est étonné de l'étendue de ces lésions

Enfin il est des malades atteints de diarrhée d'abord intermittente, que l'on considère comme le symptôme d'une entérite aiguë simple, d'un catarrhe intestinal; diarrhée qui revient à des intervalles de plus en plus rapprochés, et finit par s'installer d'une manière continue : bientôt les malades épuisés succombent cachectiques. A l'autopsie on trouve parfois les poumons congestionnés, souvent à la base ; mais le plus souvent ils n'offrent aucune lésion tuberculeuse. Par contre, la muqueuse intestinale, très rarement injectée ou ramollie, est ulcérée, et les ulcérations sont de nature tuberculeuse.

C'est sur ces deux classes de malades que nous voulons insister.

Nous envisageons donc, dans cette courte étude clinique, la tuberculose intestinale qui survient chez l'aliéné ; soit primitivement, et sans lésions pulmonaires antérieures ; soit secondairement à des lésions tuberculeuses des poumons à symptômes frustes et méconnus.

Ce sont ces cas, étudiés sous les noms d'entérite chronique, de diarrhée des aliénés, qui ont donné lieu à des interprétations pathogéniques que nous contestons. Ils relèvent, pour nous, de la tuberculose.

Tracer un tableau rapide des symptômes et de la marche de la maladie, c'est fournir les éléments de son diagnostic.

Tous les auteurs qui ont observé les maladies incidentes des aliénés ont reconnu les difficultés excessives qu'offre en certains cas le diagnostic.

Ceci est vrai pour les affections aiguës, et à plus forte raison pour les maladies chroniques ; c'est ce qui a permis à Georget de dire, à propos de la phtisie : « Dans ces cas, il n'existe pas « le moindre signe d'irritation pulmonaire, le malade ne tousse, « ni ne crache, ne se plaint nullement..... Une chose assez « remarquable, c'est qu'il n'y a presque jamais d'expectora- « tion. »

Dans ces conditions, qu'un malade présente des selles diarrhéiques, l'attention se portera immédiatement sur ce symptôme; que la diarrhée persiste pendant plusieurs jours, ou même pendant des semaines ou des mois, on prononcera le mot de diarrhée chronique : l'épuisement, la cachexie, la fièvre trouveront leur explication dans ce diagnostic. Si l'on n'est pas prévenu, il est assez difficile de ne voir là qu'un accident secondaire au cours d'une généralisation tuberculeuse.

Les malades que nous envisageons ici sont presque toujours des grabataires : des paralytiques, de vieux déments, ou des lypémaniaques constamment alités. Ils ne toussent pas, même lorsqu'ils en sont à la période des cavernes; peut-être, comme l'a dit Georget, résorbent-ils le pus qu'elles contiennent, peut-être ingèrent-ils leurs crachats? Si l'on veut faire un examen attentif, il est très difficile de les ausculter avec fruit. On ne peut les faire respirer d'une manière convenable, et la plupart du temps on n'entend même pas le murmure vésiculaire. Quant à la percussion, qui, bien conduite, pourrait donner quelques renseignements, on ne peut non plus s'y arrêter: il est presque impossible de placer le malade dans la position symétrique nécessaire à la percussion, et de l'y maintenir.

Les renseignements que l'on peut obtenir du malade n'ont aucune valeur. Souvent il ne souffre réellement pas, et plus souvent encore il ne peut exprimer ce qu'il éprouve. D'ailleurs, combien gardent le mutisme le plus absolu?

Il nous semble, pourtant que, même dans ces conditions, avec ces symptômes et ces signes frustes, le vrai diagnostic, celui d'entérite tuberculeuse, pourrait être établi.

« La diarrhée chronique avec fièvre et sueurs nocturnes est un signe à peu près certain de tuberculisation. » Ces quelques mots de Chomel résument à peu près toute la symptomatologie de l'affection qui nous occupe.

Souvent les malades sont déjà alités, arrivés qu'ils sont à la dernière période de la méningo-encéphalite, ou obligés de garder le lit par suite de leur état de faiblesse. Un jour s'établit chez eux un flux diarrhéique. Au début, ils n'ont qu'un petit nombre de selles dans la journée. Ces selles n'ont pas de caractères bien spéciaux; il n'y a pas à ce moment d'élévation de température, l'aliéné continue à se nourrir comme par le passé et rien dans son état ne peut faire soupçonner une diarrhée spécifique. Mais bientôt, après quelques rémissions, qui font quelquefois défaut, le flux intestinal devient très abondant. Le malade est presque constamment souillé par ses déjections.

Alors apparaissent les signes ordinaires de la tuberculisation :

Le malade maigrit et arrive rapidement au dernier degré du marasme. Cet amaigrissement n'est pas toujours en rapport avec le défaut d'alimentation. Le plus souvent, il est vrai, l'anorexie est complète, les aliments liquides eux-mêmes sont mal supportés ; mais parfois aussi l'appétit est conservé. Nous avons vu des malades demander constamment à manger, ne se sentant jamais rassasiés.

Loin d'être bienfaisante et réparatrice, cette suralimentation, cause d'indigestions continuelles, ne sert qu'à entretenir le mauvais état de l'intestin.

Les forces disparaissent progressivement et la maigreur est extrême. Les pommettes deviennent saillantes et colorées, tandis que le reste du tégument est pâle, terreux, subictérique. Le plus souvent le ventre est affaissé, dur, scaphoïde. A ce moment apparaissent les œdèmes des extrémités : le tissu perimalléolaire d'abord est infiltré ; puis l'œdème gagne les jambes, les cuisses, le scrotum. Nous avons vu parfois l'infiltration concomitante des membres supérieurs ; et, dans un cas même, les extrémités supérieures seules étaient notablement œdématiées.

La douleur est inconstante. Certains malades accusent, au moment des défécations, de violentes crises de coliques intestinales. Le plus souvent ils ne se plaignent pas, et le palper abdominal ne révèle chez eux aucun symptôme douloureux. Cependant nous avons constaté chez quelques-uns, qui depuis longtemps étaient étrangers au monde extérieur et n'avaient plus qu'une vie végétative, certaines contractions de la face, certains gestes de défense, lorsque nous pratiquions le palper et plus particulièrement lorsque nous explorions la fosse iliaque droite, siège habituel des lésions tuberculeuses de l'intestin. Cette absence de phénomènes subjectifs n'a rien de particulier aux aliénés. Grisolle rapporte l'observation d'un malade atteint de péritonite tuberculeuse et qui se frappait sur le ventre sans ressentir la moindre douleur.

La marche de la température est également instructive. Au début, il est rare que l'on observe une élévation notable ; mais bientôt la fièvre s'établit avec ses caractères habituels de fièvre hectique.

Les sueurs sont relativement rares. Graves voyait dans certaines diarrhées tuberculeuses, une sorte de « sueurs intestinales ». Il existe, pensait-il, une certaine analogie entre les fonctions de la peau et de la muqueuse intestinale ; et leurs excrétions sont en raison inverse l'une de l'autre.

Les selles sont devenues extrêmement fétides, par suite de fermentations anormales produites par les micro-organismes qui ont envahi les ulcérations ; elles sont filantes, parfois colorées en noir ou en brun par suite d'hémorrhagies. Elles présentent assez souvent des stries hémato-purulentes, ou même franchement purulentes.

Lorsqu'il ne survient pas de complications, les malades atteints d'entérite tuberculeuse meurent par suite de la marche progressive de la cachexie, sans avoir présenté de symptômes pulmonaires. Parfois l'aliéné succombe à une poussée de péritonite, produite ou par généralisation des tubercules à la séreuse, ou par perforation intestinale. Dans ce dernier cas, il est rare que l'on observe les signes cliniques ordinaires de la perforation. Les malades ne se plaignent pas davantage, le ventre n'est pas météorisé. Mais la température s'élève encore de 1 à 2° et l'on peut observer des vomissements.

Dans certains cas, relativement rares, où les tubercules envahissent tout le péritoine, on peut voir se développer de l'ascite, et la péritonite évoluer avec les signes ordinaires de la péritonite tuberculeuse.

Diagnostic.

Après cet exposé clinique, il est facile de résumer en quelques mots les éléments du diagnostic.

Toute diarrhée chronique, persistante, tenace, ne cédant pas à une bonne hygiène alimentaire et à un traitement médical bien dirigé, doit faire soupçonner chez l'aliéné la *tuberculisation intestinale*.

Chez ces malades donc, l'attention devra se porter immédiatement sur l'état pulmonaire : L'auscultation et la percussion patiemment réitérées, malgré les difficultés spéciales de l'examen, viendront parfois démontrer l'existence de lésions des poumons jusque-là méconnues. S'il existe de l'expectoration, on trouvera dans l'analyse bactériologique des crachats un élément certain de diagnostic : mais nous savons combien il est rare de pouvoir, chez l'aliéné, faire cette analyse.

Si l'examen pulmonaire est impossible, s'il donne des résultats douteux ou négatifs, il ne faudra pas rejeter le diagnostic de tuberculose intestinale, et croire à la simple entérite chronique.

L'étude attentive des symptômes abdominaux, l'état général concomitant amèneraient le plus souvent à admettre la tuberculose abdominale. L'examen des selles est ici le meilleur appui du diagnostic. Elles sont liquides, fétides, mêlées de détritus alimentaires non digérés et de filaments glaireux, souvent colorées en brun ou en noir par le sang, parfois striées de sang pur et de pus. La persistance de selles diarrhéiques ainsi composées témoigne de la nature ulcéreuse de l'entérite. On ne devra pas négliger de rechercher dans les selles le bacille de Koch : toujours difficile, souvent négative, cette recherche peut donner cependant, quand elle est patiemment poursuivie, des résultats certains : nous avons indiqué plus haut qu'il fallait choisir et prélever pour cet examen, les stries purulentes adhérentes au vase.

Le ballonnement du ventre remplacé, à la période ultime, par l'excavation scaphoïde; la douleur dans la fosse iliaque droite et sur le trajet du gros intestin, sont d'autres signes locaux de moindre valeur : réunis aux autres, ils confirment le diagnostic.

Même en l'absence des lésions pulmonaires et des signes de certitude, l'état général qui accompagne la diarrhée chronique de l'aliéné témoigne en faveur de la tuberculose intestinale : la fièvre vespérale, l'amaigrissement, les œdèmes des extrémités inférieures, la cachexie progressive sont autant de signes de la nature tuberculeuse de la maladie.

Appuyés sur les observations que nous avons relatées, et sur les faits personnellement observés, nous croyons à l'extrême fréquence de la tuberculose intestinale chez l'aliéné. C'est à elle, pensons-nous, qu'il faut rapporter presque tous les cas de diarrhée chronique rebelle chez ces malades. Aussi on ne risquera guère de se tromper en portant le diagnostic « tuberculose intestinale » quand on sera en présence du tableau clinique que nous avons rapidement tracé. Il faudra toujours y penser ; et on se trompera plus souvent en ne pensant pas à la tuberculose qu'en l'admettant sur de simples signes de probabilité.

Nous n'avons pas à tracer ici de diagnostic différentiel avec l'entérite chronique spéciale aux aliénés et depuis longtemps décrite. Pour nous, cette entérite ulcéreuse spéciale n'existe pas : c'est de la tuberculose intestinale.

Pathogénie.

L'extrême fréquence de la tuberculose intestinale chez l'aliéné, son existence souvent primitive, en dehors de toute tuberculose pulmonaire ou généralisée antérieure, nous amènent à quelques considérations spéciales de pathogénie.

La tuberculose intestinale secondaire, celle qui survient au cours de lésions pulmonaires anciennes, ulcéreuses, est facile à expliquer ; c'est un fait banal d'auto-infection.

La lésion intestinale secondaire peut cependant se produire par divers mécanismes. Le tube digestif peut s'infecter directement par le contact des produits tuberculeux venus des poumons. Comme les enfants, les aliénés déglutissent leurs crachats et l'inoculation intestinale directe est encore facilitée chez eux par la mauvaise hygiène alimentaire ; les aliments durs, incomplètement mâchés, les corps étrangers qu'ils déglutissent souvent créent facilement de petites lésions superficielles de l'épithélium intestinal qui sont autant de portes d'entrée ouvertes au contage bacillaire. D'ailleurs, l'existence d'ulcérations tuberculeuses circomitantes de la muqueuse gastrique signalées dans quelques cas, est comme la trace de l'inoculation directe par déglutition, et vient confirmer le mécanisme.

En dehors de cette inoculation directe, la tuberculose intestinale peut se développer encore, comme les autres localisations secondaires tuberculeuses, par la voie circulatoire.

Les vieux auteurs, Georget entre autres, admettaient que les aliénés résorbaient le pus contenu dans leurs cavernes. Sans qu'il soit nécessaire d'invoquer le passage du pus en nature dans les voies circulatoires, nous savons aujourd'hui que le bacille de Koch peut pénétrer dans les vaisseaux au niveau d'un foyer tuberculeux, se répandre dans la circulation générale, et venir se localiser dans divers organes pour y donner naissance à des foyers tuberculeux secondaires. La lésion initiale est alors la thrombose vasculaire, l'artérite tuberculeuse : le nodule secondaire est périvasculaire.

Il faut admettre ce mécanisme dans l'intestin : la granulation secondaire périvasculaire siège dans la muqueuse, très superficiellement sous l'épithélium ; les follicules lymphatiques peuvent être aussi le siège de ces granulations secondaires.

Il est des cas, nous l'avons vu, où, chez l'aliéné, la tuberculose intestinale est primitive : l'intestin est primitivement et seul envahi. On est conduit, pour expliquer ces faits, à invoquer l'inoculation directe par les voies digestives. Elle se comprend aisément chez les aliénés. La mauvaise hygiène alimentaire, le mauvais état du tube digestif, ainsi que nous l'avons dit plus haut, les rendent tout particulièrement vulnérables à l'infection directe, et les occasions de contage ne manquent pas. Le milieu où ils vivent est généralement infecté par la tuberculose ; malgré une surveillance attentive, on ne peut leur imposer et leur faire accepter les précautions de propreté et d'hygiène les plus élémentaires ; dans ces conditions, on comprend la fréquence et la facilité du contage par ingestion.

La tuberculose primitive de l'intestin peut évoluer seule jusqu'à la mort ; le plus souvent elle se complique de lésions pulmonaires secondaires ; nous avons relaté des faits de ce genre. A l'autopsie, l'ancienneté, la profondeur, l'étendue des lésions ulcéreuses de l'intestin, témoignaient bien de leur priorité ; les poumons n'étaient atteints que de lésions jeunes, granulations disséminées, ou foyers de ramollissement au début.

CONCLUSIONS

Les aliénés succombent fréquemment dans un état cachectique causé par une entérite chronique.

Observée depuis longtemps, cette entérite a été regardée comme spéciale à ces malades ; on l'a désignée sous les noms de *diarrhée chronique des aliénés, entérite chronique, entérite ulcéreuse des aliénés*. On l'a considérée comme une lésion de nature particulière et sous la dépendance du système nerveux.

L'observation clinique des malades, l'examen des poumons, l'étude des selles, font penser qu'il s'agit d'une *entérite tuberculeuse*.

Les lésions macroscopiques de l'autopsie, l'étude histo-bactériologique des ulcérations intestinales prouvent la nature bacillaire de la maladie.

Tantôt l'entérite tuberculeuse des aliénés survient au cours d'une tuberculose pulmonaire reconnue.

Tantôt les lésions pulmonaires passent inaperçues, l'entérite dominant la scène morbide.

Tantôt enfin l'entérite tuberculeuse est la première et seule localisation de la tuberculose.

Facile à reconnaître dans le premier groupe de faits, la nature tuberculeuse de la lésion intestinale doit toujours être soupçonnée dans les deux autres, et peut souvent être affirmée.

L'entérite tuberculeuse secondaire se développe soit par le mécanisme de l'inoculation directe, soit par généralisation par la voie sanguine.

L'entérite tuberculeuse primitive est une lésion d'inoculation directe par ingestion, facilitée par les conditions de mauvaise hygiène spéciales à l'aliéné.

II

NOTE SUR UNE ÉPIDÉMIE DE CHOLÉRA

A L'ASILE DES ALIÉNÉS DE QUIMPER

ÉTUDE BACTÉRIOLOGIQUE

PAR

Louis Meucreul
Interne à l'Asile Saint-Athanase à Quimper.

NOTE

SUR UNE ÉPIDÉMIE DE CHOLÉRA

Nous avons observé en octobre 1892 (1), à l'asile des aliénés de Quimper, dans le service de M. le Dr Homery, six cas de choléra. Nous avons pratiqué l'examen bactériologique dans quatre de ces cas et les résultats que nous avons obtenus nous semblent dignes d'intérêt.

Dans tous ces cas, nous avons, à la vérité, trouvé un bacille en virgule; mais, bien que les observations cliniques de nos malades, prises en particulier, nous permissent de porter le diagnostic de choléra vrai, d'après certaines particularités que nous noterons plus loin, nous pensons avoir isolé le bacille décrit par Finkler et Prior, plutôt que le bacille-virgule de Koch. Dans un cas, le bacille cholérique était associé au *bacterium coli commune*; dans un autre, il était en culture pure; et enfin dans les deux derniers, il était accompagné d'un microorganisme que nous avons pu identifier au *vibrio coprogenus viridis*, décrit par Babes en 1887 dans les *Archives roumaines*.

Voici d'abord nos observations :

OBSERVATION I

Le nommé Ber..., âgé de 28 ans, entré à l'Asile le 8 mai 1892, atteint de manie chronique.

1. Les observations cliniques de ce travail ont été prises en commun avec notre collègue et ami François, interne à l'Asile, qui a bien voulu également nous prêter son concours pour l'expérimentation et la rédaction.

Le 26 octobre, il est pris d'un malaise général, de diarrhée, de douleurs dans les membres inférieurs. Langue saburrale. Température normale. Dans la nuit du 26 au 27, il a des vomissements. A partir de ce moment, les selles sont liquides, blanchâtres, très fréquentes. Le 27, il accuse des douleurs au creux épigastrique, des crampes dans les membres inférieurs; les extrémités sont violettes et froides. Température rectale, 37° 8. Le soir, les symptômes s'aggravent, les urines diminuent, le pouls est filiforme à 120. — Le 28, la température tombe à 36°9. Le malade a de fréquentes syncopes, de l'anurie, de la cyanose généralisée. Il meurt le 29 au matin.

OBSERVATION II

Le nommé Le Ga..., âgé de 33 ans, entré à l'Asile le 17 octobre 1890, atteint de manie chronique.

Dans la nuit du 26 au 27 octobre, il a été pris brusquement de douleurs abdominales vives, de diarrhée et de vomissements. Le 27 au matin, visage décoloré, cercle bleuâtre autour des yeux. La diarrhée et les vomissements continuent. Douleurs de tête, douleurs au creux épigastrique, crampes dans les membres inférieurs; extrémités froides et violacées. Température rectale, 38°. Pouls, filiforme, à 112. Le 27, et le 28, les urines diminuent, les vomissements deviennent plus fréquents. Le 29 au matin, la température descend à 36°5. Elle remonte le soir même à 38°1. A partir de ce moment, l'état général s'améliore d'une manière presque régulière. Enfin, le 6 novembre, le malade est en pleine convalescence.

OBSERVATION III

Le nommé Car..., âgé de 40 ans, entré à l'Asile le 11 janvier 1891, atteint de lypémanie chronique.

Alité depuis longtemps pour entérite chronique rebelle. Très amaigri et très affaibli. Notons en passant que le malade, qui fait l'objet de notre première observation a été son voisin à l'infirmerie pendant quelques heures.

Le 29 octobre, C... tombe brusquement dans un état voisin du collapsus. Le visage est pâle, les lèvres violacées, les yeux très enfoncés dans l'orbite, cerclés de noir, la peau sèche. Douleurs au creux épigastrique. Urines rares. Pouls petit, fréquent, à 120. Bientôt les extrémités se glacent, le pouls devient imperceptible à la radiale, irrégulier et filiforme à l'humérale. Douleurs abdominales très vives. Diarrhée intense, riziforme. Langue rôtie. Soif insatiable. Pas de vomissements. Le jour suivant, les symptômes s'aggravent. Le 31, les vomissements apparaissent, les urines sont supprimées, la température descend à 34°6, le malade meurt le 1er novembre dans l'après-midi.

OBSERVATION IV

Le nommé Le Ro..., âgé de 34 ans, entré à l'Asile le 9 juin 1890, atteint de manie chronique.

Le 29 octobre, ce malade présente de la diarrhée, de l'anorexie, un malaise général, de la céphalée. Il est pris de vomissements dans la nuit du 29. Diarrhée bilieuse verdâtre, abondante. Pas de crampes, pas de douleurs au creux épigastrique. Pouls bien frappé, à 88. Température rectale : 37°.

Le 30 au matin, les symptômes s'aggravent, les vomissements deviennent plus fréquents ; les extrémités sont refroidies, le pouls est petit, irrégulier, à 120. Température rectale : 37° 4. Le soir, la soif est insatiable, le malade accuse des crampes dans les mollets, le pouls devient filiforme, à 116 ; la température est de 38° 1.

Les jours suivants, l'état général va en s'aggravant, la diarrhée persiste avec les caractères du début ; les urines diminuent et sont complètement supprimées à partir du 4 novembre. Le pouls devient imperceptible à la radiale, la température descend à 34° 2, et le malade meurt le 8 dans la matinée.

OBSERVATION V

Le nommé Gue..., âgé de 35 ans, entré à l'Asile le 24 juillet 1892, atteint de manie chronique et de gâtisme.

Il présente, le 30 octobre, de la diarrhée, de l'anorexie, de la céphalée, des crampes dans les membres inférieurs, des douleurs au creux épigastrique. Vomissements fréquents. Soif très vive. Extrémités refroidies, et légère cyanose généralisée. Pouls : 92. Température : 38° 2.

L'état de ce malade reste stationnaire pendant deux jours, puis s'améliore rapidement et la convalescence est complètement établie le 6 novembre.

OBSERVATION VI

Le nommé Her..., âgé de 31 ans, entré à l'Asile le 8 juin 1890, atteint de manie chronique.

Au moment où notre attention est appelée sur ce malade, nous apprenons qu'il a de la diarrhée depuis trois jours. Il se plaint d'un malaise général. La langue est blanche, étalée. Crampes dans les membres inférieurs ; extrémités un peu refroidies. Pouls : 72. Température : 37° 4. — Le 1er et le 2 novembre, les selles sont abondantes, formées d'un liquide incolore dans lequel flottent des grumeaux blanchâtres. Pas de vomissements.

Le jour suivant, les selles deviennent plus rares, un peu moulées. Le 5 le malade est en pleine voie de guérison.

Nos examens bactériologiques ont porté sur les selles des malades des observations II, III, IV, VI. Les ensemencements ont toujours été faits dans les 24 heures qui suivaient l'admission du malade à l'infirmerie spéciale, organisée en vue de l'épidémie.

Les grumeaux blancs des selles étaient dilués dans un tube de bouillon, avec lequel nous ensemençions trois boîtes de Petri.

Le microorganisme que nous avons ainsi constamment isolé dans ces quatre cas, présentait les caractères suivants, qui nous ont conduit à l'identifier avec le bacille de Finkler-Prior :

C'est un bacille mesurant en moyenne de 2 à 3 μ de long et 0 μ 6 et 0 μ 8 de large. Parfois, c'est un simple bâtonnet droit; le plus souvent, il est légèrement courbé. Il est d'ailleurs polymorphe, et nous avons observé, soit directement dans les selles, soit dans les cultures, des formes d'involution curieuses. Nous avons remarqué de longs filaments dépourvus de spores et des bâtonnets présentant à leur extrémité un petit renflement en forme de sphère. Nos tentatives de double coloration par la méthode de Neisser sont restées infructueuses. Ce n'était donc pas une spore, mais peut-être une simple dégénérescence, comme l'a dit Virchow, qui a observé le même phénomène pour le bacille-virgule de Koch.

Le microbe que nous avons isolé est très mobile. Il se colore bien par les couleurs d'aniline, et ne prend pas la coloration par la méthode de Gram.

Sur les plaques de gélatine, il se développe très vite. Au bout de douze heures, on obtient une petite colonie blanchâtre, rapidement liquéfiante. Au centre, on remarque un amas granuleux, quelquefois strié.

En piqûre, la gélatine est liquéfiée en entonnoir; et *au bout de trois jours*, à la température de 21°, cette liquéfaction est complète.

Dans le fond du tube tombe un dépôt blanchâtre abondant et, à la surface, on observe un voile assez épais.

Sur gélose à 36°, on voit apparaître au bout de huit heures, une colonie arrondie, régulière, peu saillante, mais s'étendant rapidement en surface.

En strie, la culture prend l'aspect d'une bande grisâtre, qui gagne bientôt les parois du tube.

Le bouillon, quelques heures après l'ensemencement, se trouble et reste trouble même dans le repos. Un voile épais ne tarde pas à se former à la surface.

Sur pomme de terre, on obtient une colonie luisante, peu exubérante, qui prend bientôt une coloration un peu brunâtre.

Nous avons voulu chercher la réaction du Choléra-Roth, par l'addition d'acide chlorhydrique à un tube de bouillon ensemencé depuis quelques heures. Nous n'avons pas obtenu la coloration caractéristique; mais, en nous servant d'une culture sur bouillon fortement peptonisé, et datant de quinze jours, nous avons vu le milieu devenir rouge-brun par l'addition de l'acide. La coloration a disparu assez rapidement.

Nous avons cru devoir entrer dans tous ces détails pour justifier l'opinion que nous avons émise au début de ce travail, à savoir que nous avons eu affaire au microbe de Finkler-Prior et non au bacille-virgule de Koch.

Cette constatation est bien en rapport avec la marche de l'épidémie qui, en somme, s'est montrée bénigne quoiqu'elle ait éclaté dans un milieu très favorable à sa propagation, parmi des aliénés déprimés et malpropres, entassés dans un vieux quartier d'asile dont l'aménagement était déplorable au point de vue de l'hygiène.

Si les mesures rigoureuses d'isolement et de désinfection qui ont été prises, ont enrayé la marche de la maladie, on peut admettre que ce résultat a été rapidement obtenu, grâce à la nature du bacille et à son peu de virulence.

Nous avons dit que, dans un cas seulement (obs. VI), nous avions trouvé le bacille de Finkler et Prior à l'état de culture pure. Dans un autre cas (obs. III) il était associé au *bacterium coli commune*. Nous n'avons rien observé de particulier dans les cultures de ce microorganisme; elles présentaient tous les caractères classiques qui permettent de le reconnaître.

Enfin, chez les deux derniers malades (obs. II et IV) nous avons isolé un bacille, dont les cultures pouvaient en imposer au premier abord pour celles du choléra, mais qui ne tardaient pas à s'en différencier très nettement : nous voulons parler du *vibrio coprogenus viridis*.

Ce microbe est encore peu connu. Aussi croyons-nous utile de résumer nos expériences, et de faire connaître les caractères qui nous ont permis de l'identifier au vibrion trouvé par Babes en 1887 dans certaines selles diarrhéiques.

C'est un organisme mesurant de 4 à 5 μ de long, 0 μ 8 à 0 μ 9 de large dans ses formes moyennes; quelquefois droit, plus souvent recourbé en arc, mobile, présentant des mouvements d'oscillation ; se colorant facilement, mais ne gardant pas le Gram.

Ses cultures sont caractéristiques. Ensemencé sur plaques de gélatine à 21°, il fournit au bout de quelques heures une colonie blanchâtre, rapidement liquéfiante. Au centre de la partie liquéfiée, on aperçoit un petit amas grisâtre qui flotte dans le liquide. Puis, au bout de deux jours environ, la gélatine liquéfiée se colore en vert. Les colonies deviennent confluentes et la boîte de Petri ne contient bientôt plus qu'un liquide verdâtre, dans lequel flottent de petits grumeaux blancs.

En tubes, les choses se passent de la même façon : la gélatine est liquéfiée en entonnoir, et au sommet se trouve un dépôt blanchâtre. Le tube est complètement liquéfié au bout de trois jours.

Sur agar à 36°, on obtient, au bout de douze heures, une colonie blanchâtre, luisante, dentelée, peu exubérante ; puis, au bout de vingt-quatre heures, la gélose sous-jacente à la colonie devient vert pâle, mais n'est jamais liquéfiée.

Le bouillon se trouble rapidement. Il se forme un dépôt abondant et un voile épais à la surface. La coloration verte apparaît dès la quinzième heure.

Sur pomme de terre, la culture est abondante et brunâtre.

Quelques gouttes d'acide chlorhydrique ou sulfurique ajoutées à une culture détruisent immédiatement la coloration.

Après quelques passages sur bouillon, la teinte verte s'atténue et disparaît même complètement.

Nous avons étudié par l'inoculation à l'animal l'action pathogène de ces différents microbes.

Voici nos observations :

I. — **Cobaye A.** — Poids : 478 grammes. Température avant l'expérience : 39°.

Ce cobaye reçoit en injection intrapéritonéale, 1 centimètre cube de culture sur bouillon de *bacterium coli commune* (obs. III), le 21 novembre à 10 h. 1/2 du matin.

A 2 heures après-midi, la température = 39° 9.
A 4 heures — — = 39°.
A 7 h. 1/2 — — = 34° 9.
A 10 h. 1/2 — — = 34° 5.

L'animal meurt dans la nuit. L'autopsie pratiquée le lendemain matin nous fait voir les lésions ordinaires produites par injection du *coli bacille*, c'est-à-dire : péritonite intense, liquide sanguinolent dans le péritoine, fausses membranes péri-hépatiques, poumons congestionnés. Au microscope on trouve dans le liquide péritonéal une grande abondance de micro-organismes, le plus souvent libres, quelquefois englobés dans les leucocytes. Les cultures faites avec le liquide péritonéal, le sang du cœur, et le sang du rein, ont tous les caractères de celles du *coli bacille*.

II. — **Cobaye B.** — Poids : 678 grammes. Température : 39° 1.

Le 21 novembre, à 10 heures du matin, ce cobaye reçoit dans le péritoine, 1 centimètre cube de bouillon ensemencé avec le bacille de Finkler et Prior, isolé des selles du malade de l'observation III.

A 2 heures, température = 38° 2.
A 4 heures, — = 37° 8.
En même temps apparait un peu de diarrhée.
A 7 h. 1/2, température = 38° 5.
A 10 h. 1/2 — = 39°.

Le lendemain, 22 novembre, la diarrhée a disparue. La température, prise à 8 heures du matin et à 1 heure de l'après-midi, reste invariable à 39° 1.

III. — **Cobaye C.** — Poids : 536 grammes. Température avant l'expérience : 38° 9.

Le 24 novembre, à 10 heures du matin, on lui fait une injection intra-péritonéale de 2 centimètres cubes de culture sur bouillon du bacille de Finkler et Prior (obs. II).

A 1 heure, température = 36° 9.
A 3 heures — = 37° 2.
A 5 heures — = 37° 3.
A 7 heures — = 37° 5.
A 9 heures — = 38°.

Le lendemain elle est revenue à l'état normal.

Nous n'avons pas observé de diarrhée chez ce cobaye ; mais le 30 novembre, l'animal a accouché d'un fœtus presque à terme. Les cultures faites avec le sang des organes du fœtus sont restées stériles.

IV. — **Cobaye D.** — Poids : 308 grammes. Température avant : 38° 2.

Injection intra-péritonéale de 1 centimètre cube de culture sur bouillon de bacille de Finkler et Prior (obs. VI), le 25 novembre, à 1 h. 1/2 après-midi.

A 4 h. 1/2, température = 37° 5.
A 6 h. 1/2 — = 36° 5.
A 9 heures — = 36° 5.

Le 26 novembre, à 9 heures du matin, la température est de 37° 5 et remonte à 38° 4 à 7 heures après-midi.

Ces trois expériences ont donné le même résultat. Après injection intra-péritonéale de fortes doses de culture du bacille de Finkler-Prior, chez le cobaye, nous avons observé un abaissement notable de la température, mais passager, et suivi de retour à la normale et de guérison.

Pour obtenir la mort de l'animal avec ce micro-organisme, il nous a fallu recourir à la méthode de l'inoculation gastro-intestinale, d'après la technique de Koch, modifiée par Doyen, c'est-à dire : lavage de l'estomac avec une solution sodique à 5 0/0 ; inoculation par la sonde stomacale de 10 centimètres cubes de de culture sur bouillon ; injection intra-péritonéale d'alcool.

Le 28 novembre, à 9 heures du matin, nous inoculons ainsi un lapin pesant 2 k. 770 gr. avec une culture provenant du malade de l'observation VI.

La température avant l'expérience = 39° 5.

Immédiatement après l'injection d'alcool (1 c. c. par 200 gr. du poids de l'animal, soit 13 c. c.) le lapin tombe dans la torpeur. Il reste couché sur le flanc, presque insensible et a une respiration très rapide. Il sort de cet état vers 3 heures de l'après-midi. A ce moment sa température est de 38°. Le lendemain matin, il a une diarrhée abondante, de l'adynamie et sa température est descendue à 31° 9.

Il meurt dans l'après-midi et l'autopsie est faite immédiatement après la mort.

Autopsie. — Liquide séro-sanguinolent dans le péritoine, pas de dépôt fibrineux sur le foie. Les intestins sont gonflés par un liquide incolore tenant des grumeaux en suspension. La rate est normale, les reins sont congestionnés ainsi que les poumons. La plèvre contient un peu de liquide citrin ainsi que le péricarde. Le cœur est normal.

Les ensemencements faits avec le contenu de l'intestin ont donné une culture pure du bacille de Finkler et Prior.

Les ensemencements faits avec le liquide péritonéal, le liquide péricardique et le sang du rein sont restés stériles.

Nous avons donc réussi à reproduire le choléra chez l'animal : ce qui confirme la spécificité du bacille trouvé dans les selles de nos malades.

Nous avons également inoculé le *vibrio coprogenus viridis* et nous avons pu constater la virulence extrême de cet organisme.

V. — **Cobaye E.** — Poids : 310 grammes. Température : 39°.

Injection intra-péritonéale de 1 centimètre cube de culture sur bouillon de *vibrio coprogenus viridis* (de l'obs. II) le 25 novembre à 1 h. 1/2 après-midi.

A 4 h. 1/2, température = 37° ;
A 6 h. 1/2, — = 30° ;
A 9 heures, — = 26° 5.

A partir de 6 heures on note une diarrhée verdâtre abondante. L'animal a le poil hérissé et semble profondément déprimé. Il meurt dans la nuit.

L'autopsie, faite le 26 au matin, permet de constater du ballonnement du ventre. Le péritoine renferme une certaine quantité de liquide séro-sanguinolent ; le foie est revêtu d'un dépôt fibrineux. Tous les organes sont congestionnés. Dans le péricarde on trouve un peu de sérosité citrine. Les cultures faites avec le liquide péritonéal et le sang du cœur ont donné un résultat positif : nous avons obtenu le *vibrio coprogenus viridis* à l'état de pureté. Les ensemencements faits avec le liquide contenu dans le péricarde sont restés stériles.

Nous avons tué deux autres cobayes par injection d'un demi-centimètre cube de *vibrio coprogenus viridis* dans le péritoine. Ils sont morts rapidement avec les mêmes lésions, et ont eu également un abaissement de température considérable (28° et 29°).

Nous avons mélangé un demi centimètre cube de chaque culture provenant de l'observation IV, c'est-à-dire, bacille de Finkler et *vibrio coprogenus viridis* et nous avons inoculé le mélange à un cobaye. Il est mort dans le même délai et avec les mêmes lésions que ceux inoculés seulement avec le *vibrio coprogenus viridis*. Sa température qui, avant l'expérience, était de 40°, est descendue à 28° 5. Il a eu une diarrhée verdâtre abondante, et dans les cultures faites avec le liquide péritonéal et le sang du cœur, nous n'avons pas trouvé traces du bacille cholérique.

Enfin, nous avons fait des inoculations hypodermiques de *vibrio coprogenus viridis*, à la dose d'un demi-centimètre cube. Les troubles observés sont les suivants : La température s'élève d'abord, reste stationnaire pendant un ou deux jours, puis descend brusquement ; cette chute est suivie d'une diarrhée abondante, le poil se hérisse et l'animal meurt. Dans un cas, (cobaye F), nous avons noté de la paralysie du train de derrière.

Les cultures faites avec les organes sont demeurées stériles.

On peut admettre, en conséquence, que l'animal meurt empoisonné par les toxines qui, du point inoculé, se répandent dans l'organisme.

Si nous cherchons l'origine de cette petite épidémie, nous nous trouvons dans un grand embarras. Aucun cas de choléra n'a été signalé au dehors, dans la région, à l'époque où elle a éclaté à l'Asile; et, durant le mois qui a précédé son éclosion, on n'a reçu dans cet établissement que des malades venant de Quimper ou des environs. De plus, depuis très longtemps, le premier aliéné atteint, le nommé B..., n'avait pas reçu de visites et ne s'était pas trouvé en contact avec des personnes étrangères à la maison. Enfin, la plus récente épidémie qui eût sévi à Quimper remontait à 1884, et l'asile était alors resté indemne.

Devons-nous incriminer l'installation dont nous avons déjà dit un mot? Certes, des aliénés indigents, réfractaires aux soins de propreté et d'hygiène les plus élémentaires, stationnant le jour dans des cours insuffisantes, et habitant la nuit des dortoirs bas, mal éclairés, humides, encombrés, fournissent un terrain excellent pour le développement d'une épidémie cholérique. Mais la graine? C'est ici qu'il convient de placer un détail signalé déjà auprès des pouvoirs locaux par le directeur de l'Asile lui-même. L eau employée pour l'arrosage et le lavage dans le vieux bâtiment où se sont déclarés les six cas de choléra que nous avons relatés, était puisée à l'aide d'une machine élévatrice et de conduits souterrains dans la rivière de Quimper. Or, la prise d'eau, située d'ailleurs en amont de la ville, se trouvait en aval d'un petit ruisseau qui déversait dans l'Odet les immondices de quelques rues assez misérables. Plusieurs robinets desservaient le vieux quartier de l'Asile et, parfois malgré la surveillance, des aliénés s'y abreuvaient.

Cette eau, que nous avons analysée à différentes reprises au point de vue bactériologique, renfermait une quantité énorme de microbes divers ; mais les colonies étaient trop nombreuses pour que nous ayons pu les déterminer.

Si donc nous sommes tentés, faute d'autre étiologie, d'attribuer à l'épidémie une organe hydrique, nous devons cependant rester dans le doute ; nous ne pouvons fournir la preuve absolue.

Plus intéressantes que ces considérations étiologiques nous semblent les constatations bactériologiques que nous avons faites.

Dans les quatre cas étudiés nous avons constaté la présence, dans les selles, d'un bacille en virgule, non pas celui de Koch, mais celui de Finkler et Prior.

Cette particularité nous paraît concorder avec la bénignité relative de l'épidémie et la banalité de son origine.

A ce microbe pathogène essentiel, dont nos expériences ont démontré le pouvoir cholérigène, étaient associés, dans un cas, le *coli bacille*, dans deux cas, le *vibrio coprogenus viridis* de Babes.

Ces microbes associés nous paraissent capables de jouer un rôle actif. On connaît le pouvoir pathogène du *coli bacille*, et celui du *vibrio coprogenus viridis* est bien établi par nos expériences.

Le cas n° VI, où le bacille-virgule se trouvait à l'état de pureté, s'est terminé par la guérison.

Le cas n° III, où le *coli bacille* lui était associé, fut mortel.

Sur les cas II et IV où se trouvait le *vibrio coprogenus viridis*, nous notons une mort et une guérison.

De nos recherches bactériologiques sur cette épidémie cholérique, nous croyons donc pouvoir conclure :

I. Le bacille-virgule de Finkler et Prior, est en état, à lui seul, de produire un choléra avec tous les symptômes classiques, mais relativement bénin.

II. L'association du *coli bacille* et du *vibrio coprogenus viridis* au bacille de Finkler-Prior paraît augmenter la gravité du pronostic.

IMP. NOIZETTE ET Cie, 8, RUE CAMPAGNE-1re, PARIS.

III

GANGRÈNE GAZEUSE

PRODUITE PAR LE VIBRION SEPTIQUE

PAR

Louis Menereul
Interne à l'Asile Saint-Athanase à Quimper.

GANGRÈNE GAZEUSE

Je crois devoir faire l'histoire rapide d'un cas de gangrène gazeuse, ayant son point de départ dans une ulcération intestinale, localisée à la face interne de la cuisse gauche du malade, et ayant abouti à une mort rapide. L'autopsie et les inoculations positives ont permis, comme on va le voir, d'y retrouver le vibrion septique de M. Pasteur.

Le nommé H... (Jean-Marie), âgé de 35 ans, est entré à l'Asile des aliénés de Quimper en 1890, atteint de manie chronique. Depuis l'époque de son internement, sa santé physique a été assez bonne ; cependant il était sujet au dévoiement, et il a eu une attaque de choléra en novembre 1892.

Le 17 octobre 1893, il entre à l'infirmerie avec fièvre, anorexie, diarrhée et légère oppression. A l'examen on trouve du gargouillement dans la fosse iliaque droite, pas de météorisme ; langue sèche et rouge ; il n'a pas eu d'épistaxis. Pas de maux de tête ni de vomissements. A l'auscultation on trouve un peu de congestion pulmonaire, plus manifeste à droite.

J'apprends par un gardien que, deux jours auparavant, le malade, étant sorti un moment de la cour, a bu une certaine quantité du liquide qui s'écoulait d'un fumier.

Le 18, pas de changement dans son état : la température est de 38° le matin, 38°,5 le soir.

Le 19, vers 11 heures du matin, on remarque à la face interne de la cuisse gauche une petite tache noirâtre ressemblant assez à une ecchymose. A ce niveau on ne peut découvrir aucune écorchure. Le malade ne peut donner aucun renseignement. Une heure après cette tache s'est beaucoup étalée. La cuisse est œdématiée à sa face interne. — Le malade tombe brusquement dans le coma et meurt à midi 1/2.

Au moment de l'autopsie, faite une demi-heure après la mort, la tache de la cuisse mesure 25 centimètres de long sur 23 de large ; la cuisse est œdématiée ; on sent à la pression une fine crépitation gazeuse. Cet emphysème s'étend du genou à l'arcade de Falloppe ; il est plus prononcé à la face interne, mais on le retrouve aussi en dehors.

La sérosité aspirée avec une pipette est un liquide rouge foncé, ressemblent au premier abord à du sang.

Dans l'examen des organes, on relève de la congestion dans la dure-mère et dans la pie-mère, qui est adhérente à la substance cérébrale, avec nombreux corpuscules de Pacchioni. La substance blanche présente un léger piqueté hémorragique. Un peu de congestion à la base du poumon. Le foie, la rate sont congestionnés. La muqueuse intestinale est aussi congestionnée par place : en plus, elle présente, dans l'iléon et surtout au niveau de la valvule iléo-cœcale, plusieurs grosses ulcérations, taillées à pic, avec fond noirâtre, entourées de capillaires dilatées. Sur la face péritonéale de l'intestin on trouve quelques petites granulations miliaires.

Disons tout de suite que l'examen histologique montre une infiltration embryonnaire intense, une grande quantité de cellules géantes, des cellules épithélioïdes, et témoigne de la destruction des éléments anatomiques de l'intestin. Disons aussi que, par la méthode de Gram, on trouve des bacilles tuberculeux, à formes courtes, dans les tissus.

Examen bactériologique. — Dans la sérosité recueillie au niveau de la plaque noirâtre de la cuisse, on voit de longues bactéries isolées ou en courtes chaînes, gardant le Gram. Le sang du cœur contient aussi quelques bactéries qui paraissent de même espèce, mais sont plus courtes. L'ensemencement des deux liquides sur gélatine reste sans résultat. On dilue cette sérosité dans un peu d'eau, et on inocule quelques gouttes du mélange dans le péritoine d'un cobaye A, et dans le tissu cellulaire sous-cutané, à la naissance de la cuisse gauche (face externe), d'un second cobaye B.

Le cobaye A meurt dans la nuit. Abdomen distendu ; crépitation gazeuse; péritonite intense ; sérosité sanguinolente ; fausses membranes périhépatiques; congestion générale des organes. La sérosité contient, à l'état de culture pure, de longues formes du vibrion septique de Pasteur. Le sang du cœur renferme des formes en bactéries.

Le cobaye B meurt le lendemain 20, à 10 heures du matin. Toute la cuisse inoculée est œdématiée, noirâtre, et on y sent nettement la crépitation. A l'autopsie, qui a été différée de 24 heures pour permettre au vibrion de se généraliser, on trouve que la gangrène a envahi tout le côté gauche du corps (côté inoculé). La sérosité et le sang du cœur contiennent des vibrions.

La sérosité de la cuisse de H... contenait donc du vibrion septique. Le jour même de sa mort, on avait inoculé dans le péritoine d'un cobaye C le produit du grattage de la face profonde d'une ulcération intestinale. Le cobaye C meurt le lendemain avec les mêmes lésions que le cobaye A.

Même résultat pour un cobaye D inoculé, dans le péritoine, avec le sang du cœur de H..., mis à l'étuve pendant 24 heures; et pour un cobaye E inoculé de la même façon avec la sérosité pulmonaire, ayant subi aussi 24 heures d'étuve.

Le malade a donc succombé à la septicémie, dont les germes ont été apportés dans l'intestin, avec une abondance exceptionnelle, par le jus du fumier. Ces germes existent fréquemment dans l'intestin, comme on le sait, mais ils ne réussissent pas d'ordinaire à franchir cette barrière. Peut-être les ulcérations que portait le malade leur ont-elles ouvert la porte. Je me suis demandé si en affaiblissant artificiellement la résistance intestinale, on ne pourrait pas favoriser leur pénétration.

Pour le savoir, je fais avaler, à l'aide d'une sonde œsophagienne, à deux lapins A et B, à 10 heures du matin, le 24 octobre, 5 grammes d'eau-de-vie allemande, et à 3 heures de l'après-midi, 10 grammes de la même eau-de-vie. Une heure après on fait ingérer par l'œsophage, au lapin B et à un témoin C, 5 gouttes de sérosité septique délayées dans de l'eau. Le 25 octobre, A et B ont de la diarrhée, se tiennent mal sur leurs jambes et ne mangent pas, C se porte bien. Les lapins A et B se remettent assez vite, mais le 27 octobre, B meurt avec congestion de l'intestin, de la muqueuse qui porte de petites ulcérations, et un peu de péritonite. On trouve des vibrions dans la sérosité péritonéale et dans le sang du cœur. Les ulcérations de l'estomac, examinées dans la suite, montrent des formes courtes du vibrion, qui ont pénétré dans la sous-muqueuse et même entre les faisceaux musculaires.

On recommence cette expérience le 18 février, avec la sérosité péritonéale d'un cobaye F, mort de septicémie à la suite d'une inoculation intrapéritonéale d'une culture en bouillon, ensemencée avec la sérosité de la cuisse de H..., conservée en ampoules closes depuis le jour de l'autopsie. Ce qui a fait cette fois réussir la culture, c'est qu'on l'a faite à l'abri de l'air. Cette culture tue un cobaye en quelques heures, par inoculation intra-péritonéale.

Deux lapins D et E reçoivent donc, par voie œsophagienne, le 18 février, à 11 du matin, 15 grammes, et le 19, à 10 heures du matin, 5 grammes d'eau-de-vie allemande. Le même jour, à 5 heures, on fait avaler 5 gouttes de sérosité du cobaye F, au lapin D et à un témoin F.

Le lapin D meurt le 22 février au matin. A l'autopsie, on trouve dans le péritoine 20 à 25 c. c. de liquide séro-sanguinolent qui ne contient pas de vibrions. La surface externe de l'estomac est ecchymosée; à l'intérieur, la muqueuse paraît desquamée par places. — Au niveau de la partie postérieure de la grande courbure, large ulcération à fond noirâtre (ecchymose).

L'intestin est congestionné, mais sans ulcérations. Tout le tube digestif, estomac et intestin, est rempli d'un liquide séreux très sanguinolent, qui est une culture pure de vibrion septique.

Le lapin E, tué le 23 février, ne présente aucune lésion notable de l'intestin. Une desquamation ou une lésion intestinale peut donc permettre la généralisation du vibrion septique. On peut aussi y arriver par d'autres voies, comme le montre l'expérrence suivante :

Le lapin G reçoit par l'œsophage, en 2 fois, le 18 avril, 25 grammes d'eau-de-vie allemande, puis, quelques heures après, un demi-céntimètre cube de sérosité péritonéale septique d'un cobaye. Le lendemain on lui fait un traumatisme de la jambe gauche. Il meurt 48 heures après, avec un léger emphysème au niveau de la contusion. La sérosité du péritoine contient des vibrions. On en trouve aussi dans le sang du cœur et la sérosité de la cuisse. L'estomac est dilaté, congestionné extérieurement. A l'intérieur, on trouve des ulcérations. Les deux parois, interne et externe, sont décollées, et réunies par un tissu sanguinolent et œdématié.

(*Extrait des Annales de l'Institut Pasteur* (juillet 1895).

PARIS

IMPRIMERIE NOIZETTE et Cie

8, RUE CAMPAGNE-PREMIÈRE, 8

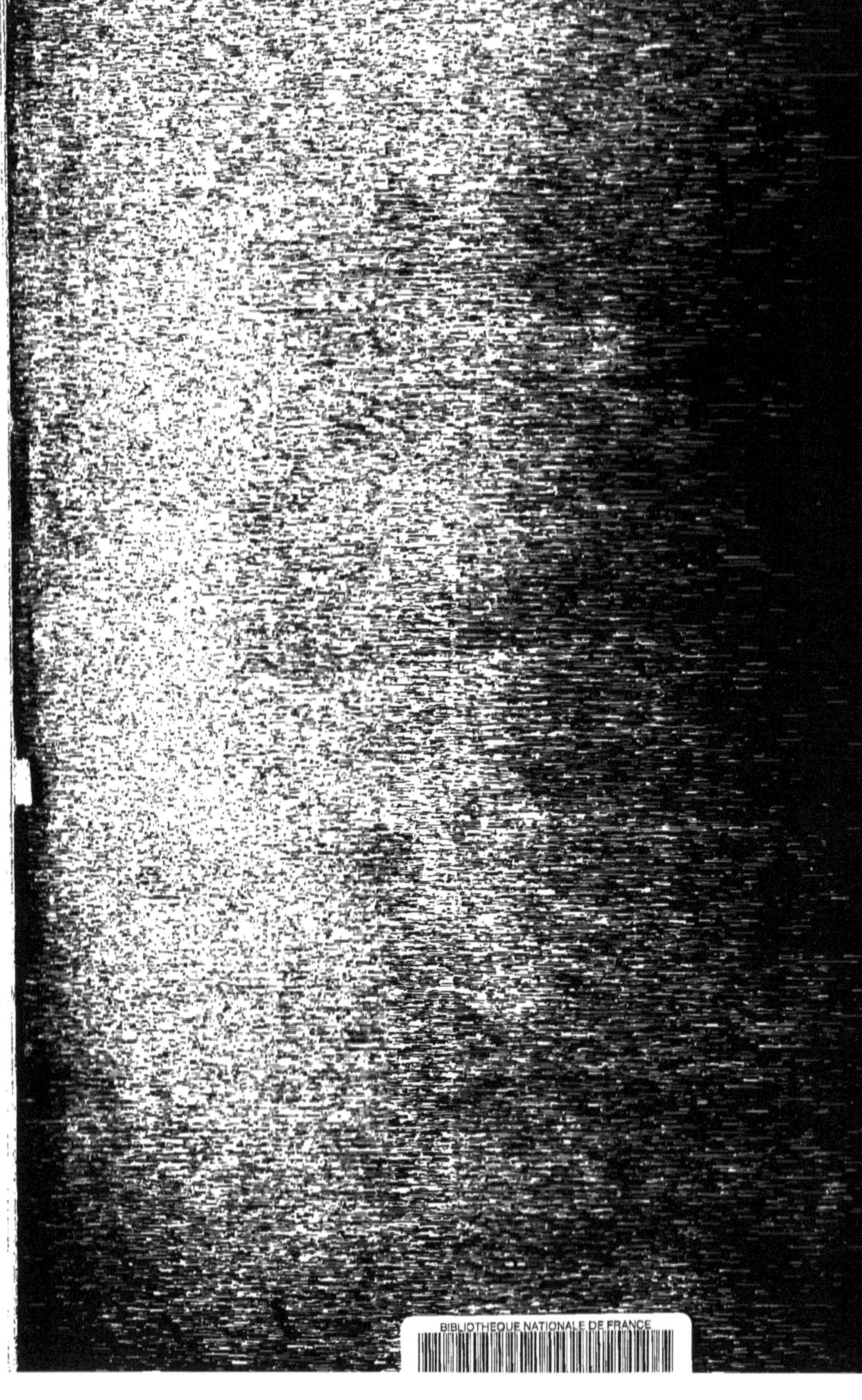
BIBLIOTHEQUE NATIONALE DE FRANCE

www.ingramcontent.com/pod-product-compliance
Ingram Content Group UK Ltd.
Pitfield, Milton Keynes, MK11 3LW, UK
UKHW020209200726
13856UKWH00004B/1287